JN450083

제3기 인생 길라잡이 시리즈 3

아름다운 노후를 위한 정신건강

조맹제

서울대학교출판부

이 책은 재단법인 한국노인인력개발원이 일부 지원하여 출판되었음을 밝힙니다.

'제3기 인생 길라잡이 시리즈' 출판에 즈음하여

인생칠십고래희(人生七十古來稀: 사람이 70년 산다는 것은 옛날부터 아주 드문 일)라는 말은 아득한 옛말이 되고 말았다. 인생 80세는 보통이고 90세 아니 100세까지도 가능한 세상이 되었기 때문이다.

요즈음 60세부터를 노인이라 생각하는 사람들은 거의 없다. 60세가 되어도 앞으로 20년, 즉 지금까지 살아온 인생의 3분의 1은 더 살 수 있게 되었기 때문이다. 60세 이후 살아갈 20년 이상 세월은 결코 짧은 시간이 아니며 참으로 소중하고 의미 있는 시간이다.

우리나라에서 직장생활 하는 사람들은 주로 50대 중반에서 60세 사이에 은퇴한다. 은퇴라는 말은 지금까지 하던 일을 그만둔다는 뜻일 뿐이지 아무 활동도 하지 않는다는 뜻은 아니다. 60세부터 남은 인생 20년 이상은 스스로 계획하여 의미 있고 보람되게 보낼 수 있는 시간이다.

지난 20~30년 동안 노년기에 있는 사람들에게 배움의 기회를 마련해 주고 여생을 알차고 뜻 깊게 보내는 데 도움을 주려는 의미에서 노인대학(노인학교 또는 노인교실 거의 같음)이 많이 생겨났다.

그러나 노인대학을 운영하는 데 가장 큰 어려움은 내용이 알차고 의미 있는 교재가 없다는 것이다. 서울대학교 노화 · 고령사회연구소와 서울대학교출판부는 이의 필요성을 절감하고 노인대학에서 공부하는 사람들이 여생을 잘 계획하여 후회 없이 보내는 데 도움이 될 수 있는 교재를 만들기로 하였다.

퇴직 후 건강하게 지내는 시기를 '제3기 인생' 이라 한다. 노인대학에서 공부하는 분들은 모두 제3기 인생에 속한 분들이기 때문에 교재 시리즈를 '제3기 인생 길라잡이 시리즈' 로 정하였다. 이 시리즈는 노인대학에서 공부하는 사람들은 물론 제3기 인생에 속하는 모든 분들과, 앞으로 다가올 제3기 인생을 준비하시는 분들에게 도움을 드리고자 마련하였다.

많은 분들이 이 시리즈를 읽고 제3기 인생을 의미 있고 보람되게 계획하여 더욱 아름다운 여생을 만들어 가는 데 도움이 되기를 바라는 마음 간절하다.

2007년 9월

서울대학교 노화 · 고령사회연구소 소장 박상철

서울대학교출판부 부장 최성재

차례

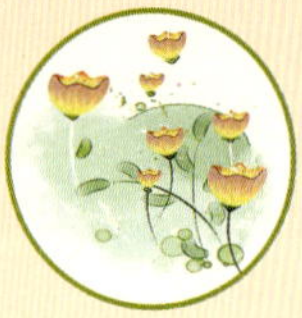

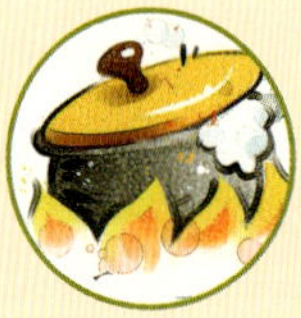

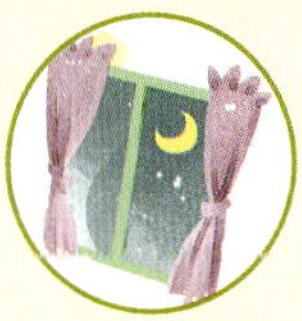

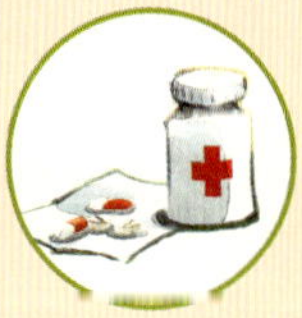

1 노년기와 정신건강

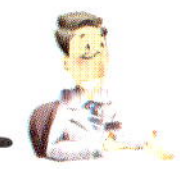

1. 노년기와 정신건강

노인이 되면 으레 우울해지거나 치매가 생긴다고 생각하는 경향이 있다. 그러나 이는 잘못된 편견이다. 많은 노인들이 병으로 인해 몸에 이상이 생기거나, 배우자를 잃거나 가족의 어려움을 경험해도 일정 시간이 지나면 정신적으로 건강하게 적응하며 살아가는 것이 정상이다. 건강한 사람은 나이가 들어도 환경에 적응하고 살아나가는 능력이 계속 유지되기 때문이다. 지난 반세기 동안 노인 정신질환에 대해서 많은 연구가 있었고, 정신건강 전문가와 임상 의사들의 경험이 축적되었다. 이를 통해서 노인에게 정신건강에 문제가 생기면, 생활 변화에 대한 적응력이 떨어지고 여생을 만족스럽고 활기차게 보내지 못하게 된다는 사실을 알게 되었다. 노인에게 생기는 정신건강 문제도 치료를 통해서 완전히 회복이 가능한 경우가 많은데, 아직도 치료를 받지 못하고 방치되는 노인이 더 많아서 안타깝다.

상당수의 노인에게 정신건강에 문제가 생기는데 평균적으로 55세 이상의 노인 5명 가운데 1명에서 정신건강의 문제가 생긴다고 한다. 정신건강의 문제에는 우울증, 치매, 수면장애, 알코올 중독, 불안장애 등이 있고, 드물지만 정신분열병도 찾아 볼 수 있다. 이런 정신건강의 이상은 삶의 질을 떨어뜨리는 정신질환들이며, '정상 노화'의 한 과정이라고 여겨서는 안 된다.

2. 노인 정신질환 진단

노인에게 생기는 정신질환은 정확하게 진단하기가 쉽지 않고 진단이 어려운 이유는 다음과 같다.

첫째, 노인에게 발생하는 정신질환은 겉으로 드러나는 증상이 일반 성인의 정신질환과는 좀 차이가 있기 때문이다. 예를 들면, 노인들은 정신적으로 우울하거나 불안한 상태에 있더라도 우울하다거나 불안하다고 호소하는 경우는 드물고, 몸이 쑤시고 아프다는 등 신체의 증상을 호소하는 경우가 많다. 또 주위 사람들이 보기에는 우울증이나 불안장애 진단을 받을 정도는 아니라고 생각할 수도 있지만, 노인 스스로 느끼는 우울과 불안감이 아주 심한 경우가 많다. 이를 방치할 때에는 극단적으로 자살에까지 이르는 경우가 있으니 주의해야 한다. 대체적으로 노인에게 나타나는 만성질환은 치료가 쉽지 않은 데 비해, 우울증이나 불안장애는 치료를 통해서 정상 상태로 회복이 가능하다. 미국의 경우에도 미국국립보건원(National Institutes of Mental Health: NIH)에서는 노인들이 충분히 치료 가능한 정신질환을 그대로 방치하고 있어서 공공보건에 심각한 문제를 야기한다고 공표하였다.

둘째, 노인에게는 신체적인 질병에 다른 정신질환이 동반되는 경우가 흔한데, 이 때문에 진단에 어려움을 겪게 된다. 정신질환이 신체적인 질병처럼 나타나는 경우도 있고, 신체적인 질병에 나타나는 증상으로 인해 정신질환을 발견하기 어려운 경우도 있다. 이런 이유로 노인들은 불안, 우울 등의 정신적인 증상보다는 신체적인 증상을 더 강하게 호소하게 되므로, 정신질환의 진단을 놓치게 된다.

셋째, 노인들은 대체로 많은 종류의 약물을 복용하고 있다. 고혈압, 당뇨, 관절염 등의 만성질환에 대해 여러 가지 약을 복용하고 이로 인해 정신질환이 가려지거나 부작용으로 인해 정신질환이 발생하는 경우가 있다. 우리나라에서 노인들의 약물 오남용은 심각한 수준이다. 서울대학교병원 노인병센터의 보고에 의하면 65세 이상 노인 10명 가운데 4명은 4종 이상의 약물을 복용하고 있고, 7%는 약물의 부작용으로 입원한 적이 있는 것으로 나타났다. 일반적으로 노인들은 젊은 사람에 비해 생리적인 기능이 떨어진 상태에서 오랫동안 약을 먹는 경우가 많아 약물 부작용 가능성이 매우 크다. 여러 병원에서 약을 처방받기 때문에 진통제, 신경안정제 등이 중복 처방되는 경우가 많고 이들 약물이 중복 처방되어 많은 양을 복용하는 경우도 많다. 따라서 우울증, 불안장애 등의 정신질환을 제대로 치료받지 못하고 신체 증상만 조절 받게 되는 경우가 많아서 제대로 치료받기 어렵게 된다. 신체 증상으로 처방받은 스테로이드 등의 일부 약물은 우울증이나 불안증, 불면 등을 일으키는 경우가 흔하므로 사용상에 주의가 요구된다.

넷째, 가족이나 주위 사람들이 정신질환이 있는 노인을 '노화'의 정상 과정으로 보고 방치하는 경향이 있다. 이는 기억력이 떨어진 노인에게 진단 및 치료가 늦어지는 중요한 원인이 된다. 기억력을 포함한 뇌기능의 저하는 정상적일 수도 있고 병적일 수도 있기 때문에 구별이 쉽지 않다. 한 번의 관찰로는 발견하기 어렵더라도 오랜 기간 동안 변화를 관찰해 보면 병적인 경우에는 점차로 악화되고 있다는 것을 발견할 수 있다. 가족이나 배우자가 주의 깊게 관심을 가지고 살펴보고, 관찰한 내용을 의사에게 자세히 이야기한다면 진단의 정확도를 높일 수 있다. 우울증이나 절망감을 보이는 노인도 으레 '나이 때문에 그런 것이려니' 하고 관심을 기울이지 않는 경우가 많다. 특히, 배우자 사별 후에 우울증에서 회복하지 못하고 증상이 오래 지속되는 경우에 가족들이 그러려니 하고 소홀히 다루는 경우가 적지 않다.

다섯째로, 의사들마저도 노인이 가진 정신질환에 대해서는 잘 관찰하지 않고 진단을 간과하는 경향이 있다. 의원 및 병원에서는 환자가 호소하는 신체질환에 대해서만 주로 초점을 맞추어 진료를 하게 된다. 우울증으로 인해서 가슴이 답답한 경우에도, 폐나 심장만 검사하여 이상이 없다면 정상 판정을 받기 쉬우며 노인성 우울증 환자 가운데 많은 수가 제대로 진단이나 치료를 받지 못한다는 보고가 많다.

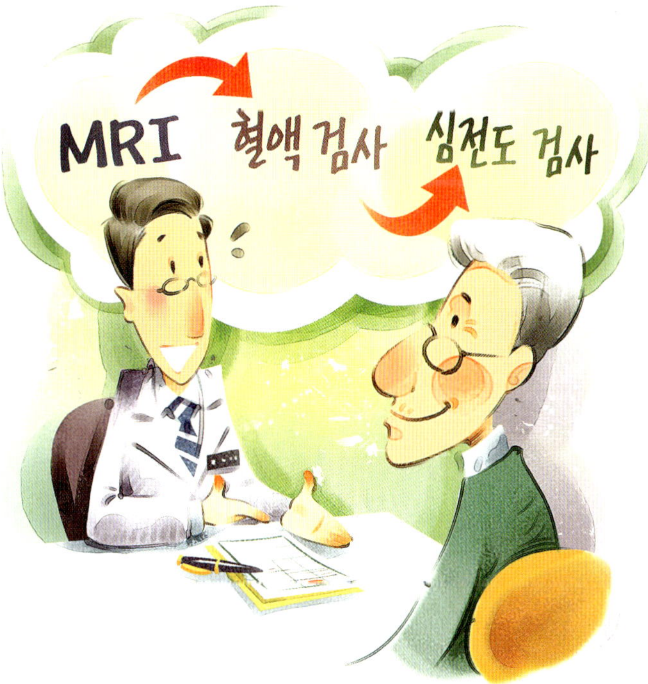

노인 정신질환의 치료 장해요인

- 환자측 장해요인　신체증상에만 관심을 가지는 것, 정신증상을 말하기 꺼려하는 것, 여러 병의원을 전전하는 것, 약물 오남용
- 의사측 장해요인　노인 정신질환에 대한 인식 부족, 진단에 대해서 말하지 않는 것, 치료의 어려움
- 가족측 장해요인　정상노화 과정으로 생각, 관심부족
- 정신보건측 장해요인　의료비용 과다 지출

표 1-1 생활 스트레스 척도(Holmes-Rahe Life Stress Inventory)

지난 1년 동안 귀하에게 일어난 일들을 생각해 보십시오. 지난 1년간 아래의 사건이 발생한 횟수를 적고, 횟수와 평균값을 곱한 것을 점수란에 적으십시오. 점수를 모두 더해서 총합계를 구해 보십시오. (단, 횟수가 1년에 네 번 이상이라도 최대 4로만 계산합니다.)

일어난 일	횟수	평균값	점수
1. 배우자의 죽음		100점	
2. 이혼		73점	
3. 배우자와 별거		65점	
4. 배우자를 제외한 가족의 죽음		63점	
5. 감옥이나 수용소에 구류		63점	
6. 심각한 부상이나 질병		53점	
7. 결혼		50점	
8. 직장에서 해고		47점	
9. 직장에서 은퇴		45점	
10. 심한 부부싸움 후 화해		45점	
11. 가족의 건강이나 행동에 큰 변화		44점	
12. 임신		40점	
13. 성기능 저하		39점	
14. 새로운 가족원과 같이 살게 됨		39점	
15. 직장의 구조조정		39점	
16. 경제적인 상태의 변화		38점	
17. 절친한 친구의 죽음		37점	
18. 직장에서 다른 부서로 이동		36점	
19. 배우자와 다투는 횟수가 크게 잦아짐		35점	
20. 은행에서 돈을 융자받거나 담보대출을 받음		31점	

표 1-1 계속

일어난 일	횟수	평균값	점수
21. 저당 잡힌 물건을 찾지 못하게 됨		31점	
22. 친척들 간에 문제가 생김		29점	
23. 아들이나 딸이 집을 떠남		29점	
24. 직장에서 위치가 중요하게 변함		29점	
25. 크게 성취를 이룸		28점	
26. 배우자가 가정 밖에서 사업을 새로 시작하거나 폐업함		26점	
27. 공식적인 학교 교육의 시작이나 마침		26점	
28. 생활환경의 주요변화		25점	
29. 개인습관의 변화 (예: 금연 시작)		24점	
30. 크든 작든 상사와의 다툼		23점	
31. 사는 곳의 변화		20점	
32. 일하는 시간이나 조건의 큰 변화		20점	
33. 새로운 학교로 전학		20점	
34. 여가 활동의 종류나 양의 큰 변화		19점	
35. 종교 활동의 큰 변화		19점	
36. 사회 활동의 큰 변화		18점	
37. 자동차나 TV 또는 냉장고를 사기 위해 돈을 융자받음		17점	
38. 수면 습관의 주요변화 (수면 시간이나 낮잠시간)		16점	
39. 식사 습관의 주요변화 (식사 양이나 식사 시간)		15점	
40. 가족모임 횟수의 변화		15점	
41. 휴가		13점	
42. 가벼운 법률 위반 (교통법규 위반으로 벌금)		11점	
총 점 (다음 페이지에 결과에 대한 설명이 나옴)			

- 150점 이하: 상대적으로 생활의 변화가 작았고 스트레스로 인해 건강에 문제가 생길 가능성이 적다.
- 150~300점 사이: 앞으로 2년 동안 건강에 문제가 생길 가능성이 50%에 달한다.
- 300점 이상 : 앞으로 2년 동안 건강에 문제가 생길 가능성이 80%에 달한다.

3. 노인 정신질환의 예방

정신건강에 있어 예방사업은 주로 소아 청소년을 대상으로 이루어졌으나, 최근에는 노인에게도 정신질환 예방의 중요성에 관심이 모아지고 있다. 건강검진을 주기적으로 받아서 신체적인 건강상태를 확인하는 것처럼, 우울증이나 기억력의 이상을 주기적으로 확인해서 질병으로 진행하기 전에 조기에 예방하는 것이 큰 도움이 된다.

미국의 사회의학자 홀름스와 라헤(R. L. Holmes & Johannes Rahe)는 사람이 살아가면서 받는 스트레스의 정도를 생활사건 별로 정리했는데 이 스트레스 척도에 의하면(표 1-1), 인생에 있어서 큰 스트레스는 대부분 노인이 되어 접하게 되는 것이 많다. 예를 들어, 배우자나 친구의 죽음을 들 수 있는데, 배우자의 죽음은 인간이 일상생활에서 경험하는 스트레스 가운데 가장 심각한 것으로 알려져 있다. 또한 신체적인 문제가 많고 이로 인해 각종 약물을 복용하고 있기 때문에 우울증이 생기기 쉽다.

• **우울증의 예방** 남편이나 부인과 사별한 노인에게서 오는 우울증에는 자조 모임이 큰 도움이 된다. 즉, 같은 처지의 노인들끼리 모여서 이야기를 나누고 서로를 도와주는 것이다. 이는 노인복지관 같은 곳을 통해서도 이루어질 수 있으며 혼자만 외톨이로 지내지 않고 사람들과 어울릴 수 있게 되고, 알코올이나 다른 약물에 의존하는 경향을 감소시킬 수 있다.

우울증이 치료되거나 호전된 후에는 재발의 예방에 힘써야 한다. 우울증은 재발이 흔하지만, 스스로 재발이 되었는지 잘 모르는 경우가 많다. 우울증이 있었던 노인이 행동이 느려지거나 의욕이 없어지고 사람들을 만나기 싫어하면 우울증의 재발을 의심하고 치료를 받도록 도와줘야 한다.

우울증을 예방하면 노인 자살을 감소시킬 수 있다.

• **치매의 예방** 치매도 여러 종류가 있다. 그 중에도 흔히 말하는 노인성 치매인 알츠하이머 치매가 절반 이상으로 가장 많고 다음이 혈관성 치매이다. 건망증이 남들보다 심한 경우에는 6개월마다 정기적으로 기억력에 대해서 평가를 받아 보는 것이 좋고 머리를 쓰고 활동적인 일을 하는 것이 치매 예방에 도움이 된다. 또한 비타민 E나 은행잎 제제 등의 신경보호제를 복용하는 것도 예방에 도움이 된다는 보고도 있으나 확실하지는 않다.

우리나라에서는 외국에 비해서 혈관성 치매가 상대적으로 많은 편으로 전체 치매의 약 20%를 차지한다. 혈관성 치매란 뇌혈관에 문제가 생겨서 뇌세포가 손상을 받아 기억력이 떨어진 상태이다. 뇌혈관은 고혈압이 조절되지 않거나 당뇨가 있을 때, 심장에 문제가 있어 혈전이 혈관 속에 있을 때, 고지혈증, 장기간의 흡연 등 여러 가지 원인으로 손상이 올 수 있다. 이러한 질환을 잘 조절하고 피하는 것이 치매를 예방할 수 있다.

• **약물의 적절한 복용**　노인들은 고혈압, 당뇨, 고지혈증, 심장질환 등 여러 가지 만성 질환을 가지고 있는 경우가 많아서 여러 가지 약들을 동시에 복용하기도 한다. 복용한 약물은 모두 간으로 모여서 대사되고 콩팥 등을 통해서 밖으로 배출이 이루어진다. 심장약, 고혈압약, 신경안정제, 우울증약 등 여러 약물이 간 내에서 모이다 보면 해독에 많은 시간이 걸리게 된다. 약물의 몸 속 농도가 올라가서 예기치 않은 부작용이 나타나기 쉬우며, 부작용으로 불안, 초조 등의 정신 증상이 나타나기도 한다. 이러한 경우에는 약물의 감량이나 중단만으로도 증상이 좋아져 새로운 약물을 쓰지 않아도 되는 경우가 있다. 약물을 새로이 복용하거나 양을 증가시킬 때에는 현재 복용하고 있는 모든 약물의 처방전을 병원으로 가져가서 확인을 받는 편이 좋다.

• **기능장애 노인의 정신질환 예방**　노인들은 중풍으로 인해 반신의 마비가 오거나, 뼈 골절로 인해서 걷지 못하게 되거나, 청력의 저하로

인해 가족의 목소리를 듣지 못하는 등의 기능장애를 겪게 되는 경우가 흔하다. 이러한 경우에 우울증이나 치매가 동반되는 경우를 많이 볼 수 있다. 중풍 때문에 뇌에 손상을 입어 우울증이나 치매가 오기도 하지만, 기능의 저하로 이전의 생활을 할 수 없게 되고, 통증으로 인한 고통으로 우울증이나 불안증이 오는 경우도 많다. 이러한 경우에는 중풍이 회복되고 골절이 회복되어도 움직이려 하지 않고 의욕이 없어 아무 일도 하지 않으려 한다. 기능의 저하가 온 노인들에게는 우울증이나 치매가 동반되었는지 반드시 살펴봐야 한다. 이에 대한 치료를 통해서 기능이 회복되어 자신이 가진 최고의 기능을 발휘할 수 있도록 해야 한다.

4. 노인 정신질환의 치료

노인 정신질환의 치료 방법에서는 약물 치료, 정신사회적 치료 등이 있는데, 신체적인 상태와 동반된 신체질환의 유무를 고려하여 치료를 하게 된다.

• **약물치료** 정신질환에 있어서 약물치료는 가장 널리 사용되며 많은 효과를 볼 수 있다. 약물은 항우울제, 항불안제, 항치매약물, 항파킨슨약물, 항정신병약물 등으로 나누어 볼 수 있다. 모두 공통적으로 뇌 내에 있는 신경전달물질을 조절하여 정신 증상을 조절한다. 신경전

달물질이란 우리 뇌 속에서 신경과 신경 사이를 연결해 주는 물질로서 기쁨, 슬픔, 불안, 흥분, 기억 등의 정신증상과 깊은 관련성을 가지고 있다. 약물을 복용하면 뇌 속에 있는 신경전달 물질의 분비를 촉진시키거나 분해를 차단하기도 하고 신경전달물질이 다음 신경에 전달되는 것을 방해하기도 하여 다양한 효과를 나타내게 된다.

정신과 약물이 잠만 재운다는 속설이 있는데 이는 대표적인 오해다. 일부 약물을 복용하면 졸리는 것은 사실이지만 수면효과가 주된 작용은 아니다. 항우울제는 대부분 졸리지 않고 오히려 머리가 맑아지는 효과를 가지는 약물도 있다. 정신과 약물을 한 번 복용하면 평생 먹어야 한다는 속설이 있으나 이 또한 사실이 아니다. 정신분열병 등 몇몇 정신질환이 평생을 앓게 되는 경우가 있어 약물을 복용하지 않으면 일상생활에 지장을 많이 일으키기 때문에 평생 복용하는 경우가 있어서 생긴 잘못된 상식인 것으로 생각된다. 노인들이 흔히 복용하는 항우울증 약물의 경우에는 습관성(의존성)이나 금단 증상이 없고 6개월에서 2년 정도 일정 기간 동안만 복용한 후에 중단하게 된다. 치매 약물의 경우에는 전혀 효과가 없다는 생각을 가진 경우가 많다. 이는 치매 약물이 치매 초기에 주로 효과를 나타내기 때문이다. 기억력의 저하가 왔지만 일상생활 기능은 유지되는 노인에게 사용하면 기억력이 호전되고 기능이 개선되는 것을 볼 수 있다.

노인에게 약물치료는 의사와 환자 이외에도 주위에 평소 가까운 사람들이 참여해야 한다. 예를 들어 배우자, 가족, 친구, 친척, 돌보는 분 모두의 관심이 필요하다. 모두가 노인이 가진 질환에 대해서 충분히 알고 있으며 증상의 변화를 관찰해야 한다. 약물의 부작용으로 인해 신체적으로나 정서적으로 문제가 생기지 않는지 주의 깊게 관찰해야 한다. 신체적인 문제로는 자주 넘어지거나, 어지럽거나, 약을 복용한 후에 피부에 발진이 일어나고 가려운 경우, 구역, 구토가 발생하는 경우, 가슴이 답답한 경우, 과도하게 졸린 경우 등 이전하고 다른 양상을 보일 때 약물의 부작용을 생각해 볼 수 있다. 정서적인 문제로는 불안, 초조, 의욕의 저하, 불면, 기분의 고양 등을 들 수 있다.

노인이 복용하는 약물은 병원에서 처방하는 약물만이 아니다. 한약, 약국에서 처방 없이 살 수 있는 약물, 민간요법 등 다양하다. 이들 약물도 다양한 약물 간의 상호작용이나 신체적 · 정신적 영향을 일으킬 수 있으므로 유의해야 한다. 복용 후에 전에 없던 증상이 나타난다면 중단하고 전문의사의 상담을 받아야 한다.

• **정신사회적 치료** 정신사회적 치료는 대부분 노인 우울증에 초점이 맞추어져 있으며, 정신치료나 인지행동치료가 대표적인 치료 방법이다. 정신치료는 전문가와의 면담을 통해 자신을 스스로 돌아보게 하는 치료법이다. 예를 들어, 정신적 장애를 가진 노인의 경우 자신의 장애에 대한 괴로운 심정을 다루게 되어, 신체적인 장애를 받아들이고, 남에게 의존하게 되는 것에 대한 두려움을 해소하게 된다. 나아가서는 가족들과의 문제를 해결하는 데에도 도움을 받을 수 있다. 장애를 가지지 않은 노인의 경우에는 개인적인 갈등을 해결하고, 상실과 스트레스에 대해서 적응하게 하고, 자신의 성취와 실패 사이에 타협점을 찾

게 해준다.

인지행동치료는 무엇이든 나쁜 쪽으로만 연상하게 되는 잘못된 생각을 바로잡고 긍정적인 생각을 행동으로 옮기게 하는 치료 방법이다. 생각의 방법을 수정하고 올바르게 생각하는 기술을 습득하게 하며, 감정적인 상태를 변화시키도록 해준다. 이는 알츠하이머 치매에서 인지기능을 향상시키는 데에도 사용되고 있다.

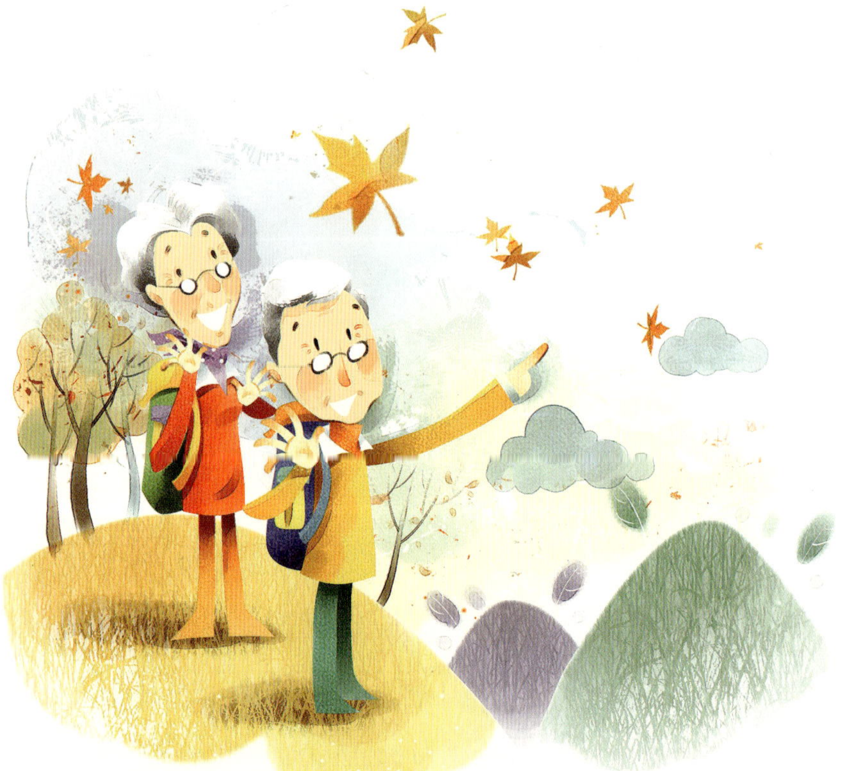

2 노인 정신장애의 종류

노인에서 발생하는 정신질환 가운데 대표적인 것으로 치매와 우울증이 있다. 우리나라에서 65세 이상의 노인 중에 치매에 걸린 사람은 100명 중 8명 정도 된다고 한다. 8명 중에서 알츠하이머 치매라고 불리는 치매에 걸린 노인이 4~5명 정도 된다(그림 1-1). 알츠하이머 치매는 자신도 모르게 서서히 시작해서 진행되는 치매인데 최근의 기억을 잘 하지 못하는 특징을 가지고 있다. 치매 중에 가장 흔한 것이 알츠하이머 치매다. 치매에 걸린 노인 중에서 혈관성 치매환자는 10명 중 2명 정도 된다. 혈관성 치매는 고혈압이나 당뇨에 걸린 경우에 잘 일어나는데 알츠하이머 치매와는 달리 비교적 갑작스럽게 시작하고 악화와 호전을 반복하며 마비 등이 잘 동반된다. 우리나라는 고혈압 환자가 많아서 외국보다 혈관성 치매가 흔한 편이다. 나머지는 기타 다양한 원인에 의한 치매인데 갑상선 기능 저하나 약물 남용 또는 뇌

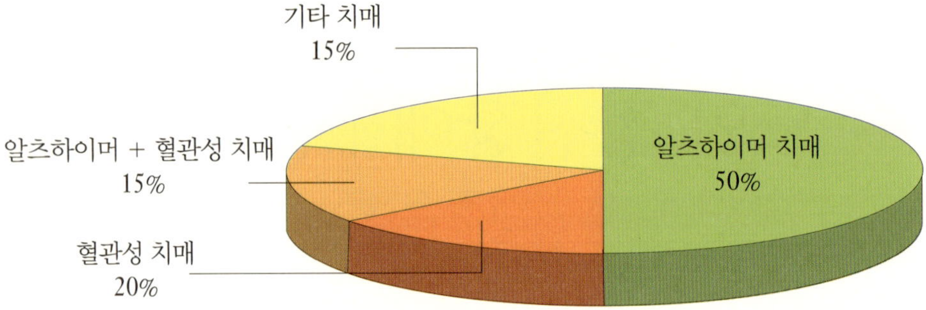

주: 기타 치매에는 파킨슨 병의 치매, 루이체 치매 · 전두 · 측두엽치매, 알코올성 치매 등이 있음.

그림 1-1 치매의 원인

에 종양 등의 문제가 있어 오는 치매인데 이러한 치매는 치료를 통해서 호전될 수 있다.

우울증은 치매보다 더 흔하고 치료를 통해서 완전히 좋아질 수 있다. 치매와 비슷하게 기억력이 떨어지고 집 밖으로 나가지 못하는 경우가 많아서 구별하기가 어렵고, 여기저기 쑤시고 아프다고 하는 경우가 많아서 원인을 못 찾고 여러 병원을 다니는 경우도 많다. 또한 잠들기 어렵고 쉽게 깨는 증상을 보인다. 우울증은 노인 10명 중 2~3명이 앓고 있을 정도로 흔하다. 우울증 가운데에서 심한 우울증을 주요 우울증이라고 하는데, 우울한 기분과 모든 일에 재미가 없어지는 것과 불면증 증상 등이 2주일 이상 지속될 때 주요 우울증이라고 진단받게 된다. 주요 우울증은 우리나라 노인 100명 중 5명 정도가 앓고 있다.

알코올 사용장애는 술을 끊으면 불안해지고 점점 주량이 더 많아져야 되는 알코올 의존과, 의존까지는 아니더라도 술로 인해서 생활에 지장을 주고 몸에 문제가 생기는 데도 술을 끊지 못하고 계속 마시는 알코올 남용으로 나누어 볼 수 있다. 우리나라 노인들에게는 알코올 사용장애가 흔한데 노인 100명 중 8명 정도가 알코올 사용장애에 해당되었다.

수면장애도 노인에게 흔한데, 성인 3명 중 1명이 평생에 한 번은 불면증을 경험하고, 10명 중 1명은 6개월 이상 지속적으로 불면증에 시달리고 있다고 한다.

섬망은 갑작스럽게 시간, 장소를 혼동하고 사람을 알아 보지 못하거나 이전과는 다르게 횡설수설하는 증상을 보인다. 중풍이나 골절, 심장질환, 폐렴, 고열 등이 있을 때 많이 생기며 입원환자에게 많아서 심장절개 수술을 하면 10명 중 9명은 생기고, 엉덩이 골절 수술을 하면 10명 중 5명이 생기며, 중환자실 환자의 10명 중 3명이 생기는 흔한 증상이다.

후기 정신병으로 다른 사람이 나를 해하려 한다는 피해망상이나 과대망상이 흔한데 노인에게는 드물게 생긴다.

젊을 때 생겨서 노인까지 지속되는 정신질환도 흔하다. 우울증이나 수면장애 등은 젊을 때부터 악화와 호전을 반복하고 노인이 되어서도 계속되는 경우가 있다.

3 노년기 우울증

2005년도 통계자료에 의하면 우리나라 노인들은 하루에 10.5명꼴로 스스로 목숨을 끊는 것으로 나타났다. 자살로 죽는 전체 사망자들 가운데 3명 중 1명은 60세 이상 노년층이라고 한다.

우리나라는 노인인구비율이 세계에서 가장 빠른 속도로 증가하는 국가인데 인구의 고령화와 전통적인 가족 구조의 붕괴 등 여러 사회현상이 복합적으로 작용하여 노인의 우울증과 자살이 늘고 있는 것으로 분석하고 있다. 노년기에 겪는 심리적인 불안, 외로움 등으로 우울증에 걸리기 쉽고 이로 인해 자살할 수도 있게 되어 우울증이 자살의 주된 원인이 된다. 노인 우울증은 다른 신체적 질환이 있는 경우 감별이 어려워 주변 사람들은 물론 스스로도 알아차리기 힘들기 때문에 치료 기회를 놓치는 수가 많아 더 큰 문제가 된다.

1. 노화와 우울증

우울증은 단순히 기분이 슬프거나 가라앉는, 즉 마음만 우울한 것이 아니라 몸 전체에 오는 전신적인 질병이다. 기분이 가라앉고 공허하며, 기억력도 떨어지고, 모든 것에 흥미를 잃고, 신체적으로도 여기저기 아프기도 하고 건강에 대한 염려가 심해진다. 이런 상태는 누구든지 일시적으로 겪는 수가 있지만 수주 내지 수개월 지속되면 치료를 받아야 한다.

우울증과 우울한 기분은 다르다. 누구나 가끔씩은 우울한 기분에 빠져들 때가 있다. 집안에 우환이 있거나 자녀들 신상에 안 좋은 문제가 생길 때, 건강에 이상이 생기면 기분이 울적해지는 것은 당연하다. 그러나 대개는 며칠이 지나면 다시 원래 상태로 서서히 회복되기 시작하는 것이 보통이다. 하지만 때로는 이유가 있건 없건 간에 이런 상태가 지나치게 오랫동안 계속되는 경우가 있다. 우울한 기분이 더 깊어지고 의욕이 없고 매사에 아무 재미가 없어지며 일상생활이나 사회생활에 지장을 초래한다. 이런 경우를 의학적으로 '우울증' 이라고 하며, 이때는 치료가 필요하다. 큰 슬픔을 겪었을 때 비슷한 경험을 한 사람들이나 목사님, 신부님, 스님 등 성직자들과 이야기를 하는 것도 큰 도움이 될 것이다. 그러나 우울증은 단지 상담만으로 해결되지 않는 경우가 대부분이다.

우울증은 효과적으로 치료되고 대부분 완쾌하는 질병이다. 많은 사람들이 노인은 으레 좀 우울한 법이라고 생각한다. 그러나 이는 틀린 것이다. 노인도 자신의 생활에 만족감을 느끼며 생활하는 것이 정상이다. 서구의 경우 65세 이상 노인의 10% 정도가 치료 받아야 할 우울증 상태에 있다고 한다. 우리나라의 연구결과도 이와 비슷한 정도의 환자가 있다고 보고하였다. 우울증은 방치하면 장기화되고 심각한 합병증도 유발하여 조기진단과 치료를 필요로 한다. 심각한 우울증 환자도 80% 이상은 약이나 정신요법으로 치료하여 성공을 거둘 수 있으며, 아주 심한 우울증이라 하더라도 정확하게 치료한다면 금방 반응을 보여서 좋아진다. 그렇지만 이렇게 정확한 치료를 할 수 있는 것은 우울증이 제대로 진단이 되고 난 다음의 이야기다.

노인이 자꾸 헷갈리면서 건망증이 심해지면 '아하, 연세가 너무 드셔서 그렇구나' 하고 넘기기 쉽다. 그러나 이런 분들 가운데 상당수가 우울증이 있었으며, 이런 경우 치료를 받으면 얼마 있다가 기분이 좋아지면서 기억력도 동시에 회복된다.

노인의 우울증은 노인들에게 자주 발생하는 신체질환과도 연관이 있어, 심장질환, 당뇨병, 폐질환, 종양, 관절염 등의 만성적인 내과 질환과 뇌졸중, 알츠하이머 병, 파킨슨 병 등의 뇌신경질환과도 깊은 관련을 가지고 있다.

병원을 방문하는 노인들 100명 중 4명 정도가 심한 우울증을 보이는데 우울증상을 가진 환자는 이보다 더 많을 것으로 추정된다. 노인들은 젊은 사람에 비해 우울한 느낌을 잘 표현하지 않으며, 스스로 감정을 느끼고 표현하는 바가 다르다. 이러한 특징들로 인하여 노인의 우울증은 잘 발견되지 않는다.

노인 우울증은 의학적으로 중대한 질환일 뿐만 아니라, 사회적 · 경제적으로도 심각한 문제다. 노인의 우울증은 환자에게 커다란 고통을 줄 뿐만 아니라, 앓고 있는 다른 신체질환을 악화시키며, 질병으로 인한 사망률을 증가시키고 각종 기능의 상실을 초래한다. 두 부부만 살다가 한쪽이 우울증에 걸리면 가정의 기능이 상실되고 부부 모두가 큰 고통과 어려움을 겪게 된다.

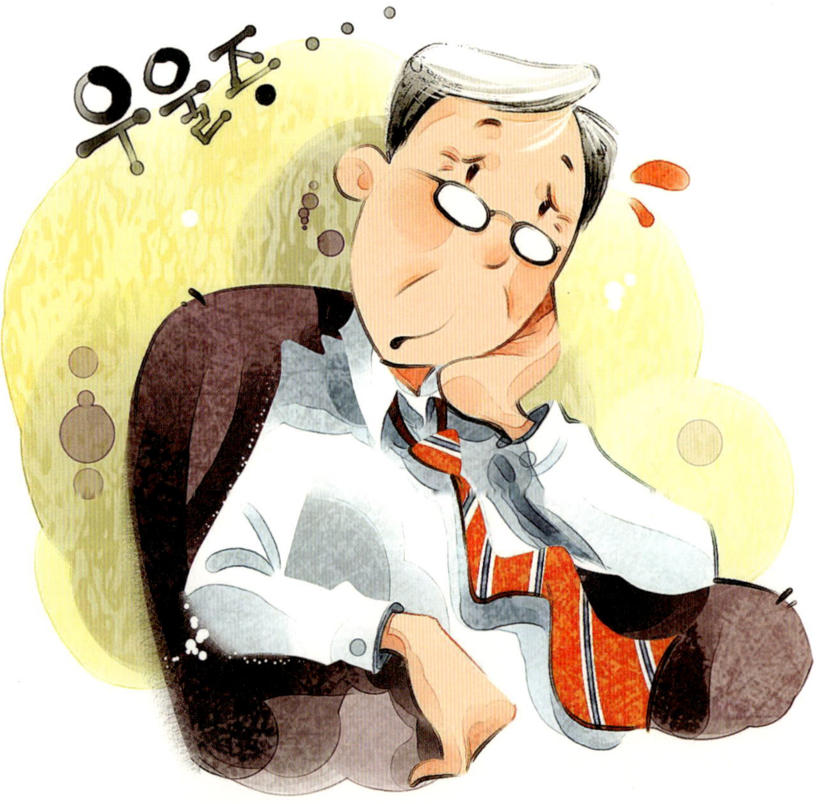

2. 원인

우울증의 원인은 매우 다양하다. 감당하기 힘든 어려운 일을 겪은 뒤에 우울증이 생기면 원인을 추측할 수도 있지만 정확한 원인을 알 수 없는 경우가 훨씬 더 많다. 노년기가 되면 뇌 세포의 노화로 뇌에서 생성되는 신경 화학 전달 물질 및 각종 호르몬의 양적 변화가 나타난다. 특히 세로토닌, 노어에피네프린 등 우울증에 관여하는 신경전달물질이 감소하여 우울증에 취약해진다. 이런 물질들의 작용을 정상화시켜 주는 약물들이 항우울제이다.

① 갑상선질환, 중풍이나 일부 암, 당뇨병, 파킨슨 병 등 다른 질병들로 고생하고 있는 경우 우울증이 생기거나 이미 있는 우울증이 악화된다.

② 약의 부작용으로 우울증이 일어날 수 있다. 고혈압약과 관절염약 가운데 일부가 여기 해당된다. 흔히 노인들은 여러 가지 약을 함께 쓰는데 약이 겹치면 예상하지 못했던 부작용이 나타나는 수가 있다. 자기가 먹는 약물들을 반드시 알고 있어 새로운 처방을 받을 때 의사들에게 알려 주어야 한다.

③ 유전적인 성향도 다소 있다. 부모나 형제 또는 가까운 친척들 중에 우울증을 앓은 사람이 있다면 본인도 우울증이 생길 위험이 조금은 높다고 하겠다. 그러나 대부분의 환자에게는 유전성 없이

발생한다.

④ 때로는 노년기의 성격 변화로 스트레스에 대응하는 힘이 약해져 우울증이 생기기도 한다. 노화에 따라 일어나기 쉬운 성격 변화를 정리하면 다음과 같은데 모든 사람에 해당하는 것은 아니다.

노화에 따라 일어나기 쉬운 성격 변화

- 자기중심적이다.
- 주장이 강해진다.
- 신체에 대한 걱정이 많아진다.
- 감동이 줄어든다.
- 의심이 많아진다.
- 보수적이 된다.
- 푸념이 늘어난다.
- 감정 조절이 약해진다.

인격의 노화는 사소한 걱정에 대해서도 탄력 있는 대응을 어렵게 하며, 심리적 스트레스 때문에 쉽게 우울증에 걸리게 된다. 자존심이 약하고 다른 사람에 의존적인 성격이 우울증에 더 잘 걸린다.

⑤ 생활상의 변화

사랑하는 사람들의 죽음, 배우자의 죽음, 이혼, 생소한 곳으로 이사, 경제적인 문제 등에 부딪히면 우울증에 걸리기 쉽다. 특히 친척이나 친구가 없어서 도움을 받을 수 없는 경우 이러한 변화를 잘 극복해 내지 못하게 된다.

노인이 되면 여러 가지의 상실을 겪게 된다. 신체 기능이나 체력도 저하되고, 퇴직을 해서 일자리를 잃고 경제적 안정을 잃게 되는 것이 상실이다. 가족이 죽거나 친구를 잃는 것은 나이가 들면 누구라도 경험하는 피하기 어려운 것으로 노인이 되어 이런 상실감이 복합적으로 겹쳐서 심적 충격이 크며, 이런 충격들에 잘 대처할 수 없으면 우울증을 일으키게 되는 것이다.

상실에 대해 슬픈 감정이 드는 것은 자연스러운 반응이지만 여러 가지 우울증 증상으로 곤란을 겪는다면 전문적인 도움을 받아야 한다. 퇴직 후에 우울증이 발병한 예나 신체의 병 또는 수술이 직접 우울증을 일으키는 경우가 많다.

⑥ 우울증에 대한 도움

우울증에 걸리면 반드시 주위의 도움을 구해야 하는데, 그러지 못하는 이유 가운데 가장 큰 것은 본인의 잘못된 태도 때문이다. 우울증이 저절로 사라지리라고 생각하거나 이제 나이도 많이 먹었는데 무슨 치료를 받을 것인가, 또는 치료를 받는다면 남들이 자기를 어떻게 볼까 두려워하는 마음 등이다. 모두 틀린 생각이다. 우울증은 본인이 마음을 굳게 먹으면 된다는 생각에 혼자서 이겨내려고 애쓰다 더 악화되는 경우가 많다. 가벼운 우울증이거나 어떤 특별한 시유기 있어 생긴 우울증은 주위사람들의 따뜻한 관심만으로도 회복될 수가 있다. 그러나 우울증이 보름 이상 지속되고 주위의 도움에도 불구하고 증상이 사라

지지 않으면 반드시 전문의사를 찾아 치료를 받아야 한다. 내버려 두면 증상을 더욱 악화시키고 큰 고통을 받게 된다.

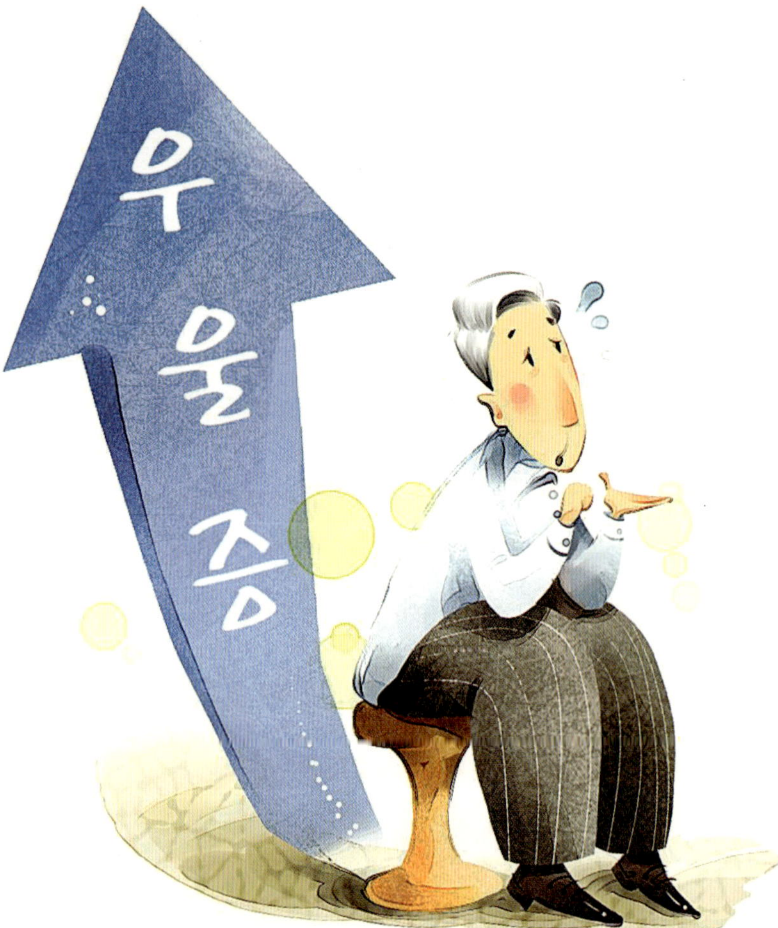

3. 증상

우울증 환자는 일반적으로 우울한 감정을 호소하며 '슬프다', '자주 눈물이 난다'와 같은 저하된 기분을 보이며, 평소 즐겨 하던 일이나 활동이 재미가 없어지며, 모든 일에 귀찮고 의욕이 떨어진다고 호소한다. 잠을 못 자고, 입맛이 없어지고, 이유 없이 피곤하고, 집중이 안 되며, 스스로를 가치 없는 사람으로 생각하고, 죽음에 대한 생각을 하기도 한다.

노년기 우울증도 젊은 사람들과 비슷하나 조금은 다른 점도 있다. 나쁜 병에 걸린 것이 아닌가 하는 건강에 대한 염려가 많고, 잠들기 어려움, 불안, 초조감 등을 더 많이 호소한다. 특히 집중력과 기억력이 떨어지는 것도 역시 노인 우울증의 주된 증상이며 우울증이 심한 경우 기억장애가 두드러져 치매처럼 보이기도 한다. 또한 노인 우울증은 우울한 기분이 심하지 않은 경우도 많아 우울증은 아니구나 생각하기 쉽지만 위의 증상들이 있으면 반드시 우울증을 우선적으로 의심해 보아야 한다.

노인환자의 우울증은 내과나 신경과 질환이 있는 상황에서 흔히 발생한다. 예를 들면 갑상선 질환이 있거나, 심근경색증이 있다면 우울증이 더욱 잘 나타난다. 뇌혈관질환(중풍) 환자의 약 24% 정도가 우울증이 발생되며, 알츠하이머(치매)나 파킨슨 병 환자들도 우울장애의 발생이 50%에 이른다.

1) 일반적 우울증상

다음 증상들 중 네 가지 이상이 어떤 것이든 2주 이상 매일 지속되면 의사를 찾아야 한다.

- 슬프거나 불안하거나 공허한 감상이 지속된다.
- 일상적 생활에서 얻을 수 있는 흥미나 즐거움이 없어진다. 성생활이 싫어지기도 한다.
- 왠지 기운이 없고 피곤하며 축 처진 느낌이 든다.
- 잠을 잘 못 잔다(대개는 불면증, 또는 반대로 잠을 너무 많이 자는 것, 새벽에 깨는 것 등).
- 식사를 하는 데도 문제가 있으며, 대개 입맛이 없다.
- 정신집중이 잘 안 되고 기억력도 떨어지며 무슨 일이든 쉽게 결정을 못한다.
- 희망이 없다고 느끼고 비관적이 된다.
- 쉽게 죄의식을 느끼고 스스로의 가치를 낮게 평가하며 도움을 받을 곳이 없다고 느낀다.
- 죽음이나 자살을 생각하거나 실제로 자살을 시도한다.
- 불안하고 안절부절못한다.
- 지나치게 울기도 한다.
- 몸이 여기저기 아프고 병원에 가도 특별한 이상이 없다고 하며, 치료를 해도 잘 낫지 않는다.

표 3-1 노인 우울증 자가 검진표

지난 1주일 동안 귀하의 상태에 대한 질문입니다. 예/아니오 중에서 지난 1주일 동안 귀하의 상태와 가장 일치하는 답을 고르십시오.

문항	응답	점수
① 나의 삶에 대해 근본적으로 만족한다.	예/아니오	아니오 1점
② 최근 활동량과 관심사가 많이 줄었다.	예/아니오	예 1점
③ 삶이 공허하다고 생각된다.	예/아니오	예 1점
④ 일상생활이 따분하고 지루하다.	예/아니오	예 1점
⑤ 기분 좋고 정신이 맑을 때가 대부분이다.	예/아니오	아니오 1점
⑥ 내게 뭔가 나쁜 일이 일어날 것 같아 걱정스럽다.	예/아니오	예 1점
⑦ 나는 행복한 사람이라고 느낄 때가 대부분이다.	예/아니오	아니오 1점
⑧ 종종 나는 무기력하고 의지할 데도 없다는 생각을 한다.	예/아니오	예 1점
⑨ 외출 혹은 새로운 일을 하기보다는 집에 미무르는 게 더 좋다.	예/아니오	예 1짐
⑩ 기억력이 문제될 정도로 떨어졌다.	예/아니오	예 1점
⑪ 지금 살아 있다는 사실이 참 좋다.	예/아니오	아니오 1점
⑫ 나는 지금 매우 쓸모없는 존재다.	예/아니오	예 1점
⑬ 삶에 대한 에너지가 충만하다.	예/아니오	아니오 1점
⑭ 나는 희망 없는 삶을 살고 있다.	예/아니오	예 1점
⑮ 나보다 나은 형편인 사람이 대부분이다.	예/아니오	예 1점
총 점 (다음 페이지에 결과에 대한 설명이 나옴)		점

* 총점이 5점 이상이면 우울증이 의심되며 전문가와의 상담이 필요하다.

* 총점이 10점 이상이면 우울증으로 진단하고 치료를 시작해야 한다.

가까운 과거에 친지가 사망한다든가 하는 어떤 상실을 경험한 경우 이런 감정을 느낀다면 그것은 정상적인 애도반응일 수 있다. 그렇지만 감정상태가 다시 회복되지 않고 계속 지속되면 이런 경우에는 치료를 받아야 한다.

표 3-1에는 스스로 우울증 여부를 알아 볼 수 있는 노인 우울증 자가 검진표를 제시했다.

2) 노인 우울증의 특징

노인은 젊은 사람과 달리 자신의 증상을 부정하는 경향이 있다. 즉 젊은 사람의 경우에는 우울 증상이 어느 정도나 되는지 물어 보면 되지만, 노인의 경우는 일정 기간 세심한 관찰을 해야 알 수 있다. 또 노인들은 무기력감이나 가치 상실, 자기 비하감을 가지고 있는 경우가 있어서 의사에게 "내 병을 고치려고 노력할 필요는 없다"라고 말하기도 한다. 때로는 남을 의심하는 증상이 나타나서 속에 숨어 있는 우울증이 잘 드러나지 않는 경우도 있다.

노인 우울증은 어떤 때에는 다른 질병과 비슷하게 보이기도 한다. 우울증을 앓는 경우에도 '가슴이 꽉 막혔다', '머리가 아프다', '배가 아프다', '팔, 다리가 아프다', '혀가 쓰다', '변비가 있다' 라는 등의 여러 다양한 신체증상이 나타날 수 있기 때문에 그렇다. 노인들은 흔히 우울증의 증상을 우울하다거나 슬프다 등의 감정표현을 하지 않고, 이러한 신체적인 증상으로 이야기하는 경향이 있다.

우울증이 젊은이와는 다르게 알코올 중독, 각종 만성통증, 건강 염려증, 가성치매 같은 증상으로 표출되기도 한다. 만일 평소와 달리 과음이나, 폭음 등을 보이는 노인이 있다면 우울증을 의심해 보아야 한다. 그러나 노인이라 할지라도 음주 그 자체 문제로 병원에 가지는 않을 것이다. 과음이나 폭음 등이 지속된다면 이로 인하여 점점 더 사람들로부터 멀어지게 되고, 넘어지거나 다치는 일이 많아지고, 본래 가지고 있던 지병이 악화될 것이다. 병원에 가서 치료를 받는 것은 우울증 자체보다는 이런 이유들 때문이다. 따라서 이런 노인들이 주변에 있다면 음주로 인하여 부상이나 지병이 악화되기 전에 우울증에 대한 치료를 받도록 해야 한다.

통증은 노인 우울 증상의 대표적인 특징 중의 하나이다. 만일 주변에 특별한 원인도 없고 병원에 가도 별 이상 없다고 하는데도 계속 몸 여기저기에 통증을 호소하는 노인이 있다면 우울증을 염두에 두어야 할 것이다. 필요 이상으로, 또 비정상적으로 건강을 걱정한다고 해서 붙여진 건강염려증 역시 노인 우울 증상 중 대표적인 것이며 특히 혼자 사는 노인처럼 사회적으로 고립되어 있는 경우에는 그 증상이 더욱 심하다.

노인들의 경우 우울한 기분을 만든 원인이 잘 해결될 수 없는 문제인 경우가 많고, 스스로 이를 극복하기 어려운 경우가 많다. 따라서 우울증이 생기기가 쉽고 저절로는 잘 회복되지 않으므로 오랫동안 지속되는 만성적인 경과를 취하게 된다. 이렇게 되면 여러 가지 질병이 뒤따르는 결과가 초래된다.

어느 환자의 증상 예를 보자.

"몇 해 전 세상을 먼저 등진 부인 생각이 자주 떠오르고 자리에 누워 식음을 전폐하기도 한다. 아침에 눈을 뜨면 상쾌하기는커녕 꼼짝도 하기가 싫고 하는 일도 없이 쉽게 지치고 피로를 느낀다. 뜬 눈으로 밤을 새우기도 하고 겨우 몇 시간 눈을 붙였다 싶으면 다시 잠들기가 힘들다. 반대로 하루 종일 잠을 자기도 한다. 머리가 텅 빈 것처럼 멍하고 주위에서 무슨 일이 생기건 무관심해지며 정신 나간 소리를 하기도 하며 아무 일이건 집중을 할 수가 없고 때로는 죽어버리고 싶은 생각이 들기도 한다. 소화가 안 되고 식욕과 체중이 줄고 머리, 팔다리, 허리 등 온몸이 돌아가면서 안 아픈 데가 없어서 병원에 가서 검사를 다 해보지만 정상이어서 신경성이란 말만 듣고 오는 수가 많다."

우울증의 증상 가운데 기억력이 떨어지거나 집중력이 떨어지는 증상이 있다. 이 증상 때문에 우울증이 마치 알츠하이머 치매처럼 보일 수도 있다. 그 외에도 여러 가지 우울증의 증상들은 다른 신체질환들의 증상들과도 구분이 안 되는 경우가 많다. 더군다나 노인이 흔히 복용하는 약의 부작용과도 뚜렷이 구분하기 어려워 그냥 보아서는 어느 쪽인지 잘 알 수 없는 경우도 많다. 따라서 우울증을 정확히 진단하려면 신체질환도 아주 정밀하게 진찰을 받아야 한다.

증상이 우울증 때문이라면 그에 맞는 치료를 받으면 좋아질 것이다. 물론 어떤 환자들은 우울증과 함께 다른 병도 동시에 가지고 있을 수 있다. 그럴 때에도 우울증 치료를 하면 훨씬 도움이 된다.

4. 치료

우울증은 치료가 잘 되는 질병이다. 증상이 아주 심한 환자도 성공적으로 치료될 수 있으며, 심지어는 몇 주 만에 아주 좋아져서 즐겁게 생활을 하는 것을 흔하게 볼 수 있다. 사실 노년기에 생기는 질환 중에 완치되는 경우는 드문데 우울증은 적절히 치료하면 80% 이상 완치된다.

치료에는 크게 세 가지가 있다. 정신치료와 약물치료, 그리고 기타 의학적 치료이다.

치료에 대한 반응은 사람마다 달라서 몇 주일 동안 치료를 계속했는데도 호전이 없기도 하며 이런 경우 다른 방법을 생각해 보아야 한다. 치료 중 드물기는 하나 부작용이 나타날 수도 있으며, 이런 경우에는 의사와 즉시 상의해야 한다.

1) 약물치료

최근 약 10년 사이에 노인 우울증에 효과적인 약들이 많이 개발되었다. 우울증을 치료하기 위한 약물을 항우울제라고 한다. 현재 사용 중인 항우울제들은 과거와 달리 약물의 부작용이 거의 없다. 부작용을 최소화했을 뿐만 아니라, 효능도 이전의 약물에 비해 크게 개선되었다. 항우울제의 종류도 매우 다양하며, 약이 다양한 만큼 사람마다 특

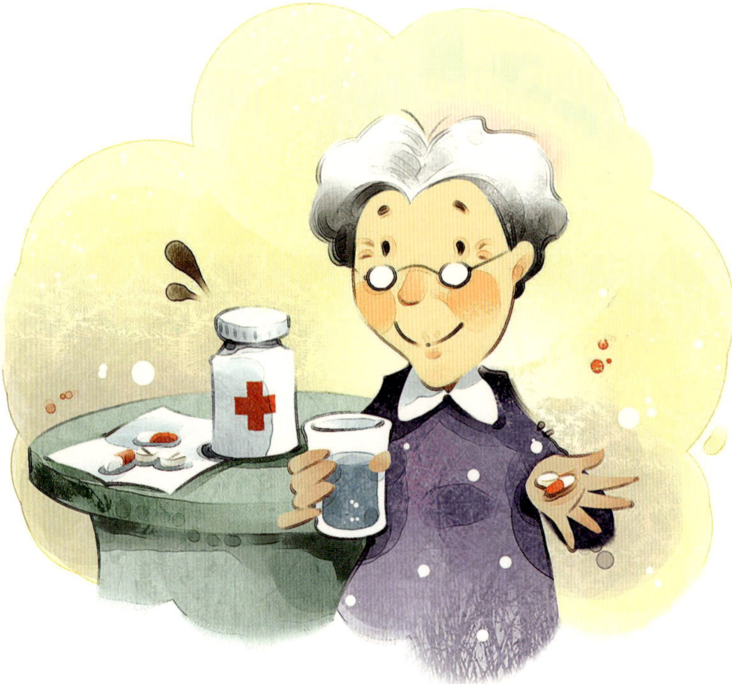

별히 잘 듣는 약이 따로 있는 수도 있고, 때로는 여러 약물을 같이 써야 하는 수도 있다.

약물치료를 통하여 우울증의 증상이 회복되더라도 재발을 방지하기 위해 일정기간 지속적으로 약을 계속 복용해야 한다. 이를 항우울제 유지치료라 한다. 우울증은 마치 감기에 잘 걸리는 사람이 있는 것처럼 재발이 잦은 병이기 때문에 우울증에서 회복되더라도 복용했던 약물을 최소한 6개월 이상 복용해서 재발을 예방해야 한다. 지금까지 여러 차례 우울증이 재발한 경우 재발의 위험이 특히 높기 때문에 반드시 유지치료를 더 오래 해야 하는 경우도 있다.

2) 정신치료

증상이 비교적 가벼운 우울증 환자는 정신과 의사와 대화만 해도 상당히 호전될 수 있다. 노인에게는 풍부한 인생 경험이 있다. 또 그 사람 나름의 장점도 있고 단점도 있는데, 인생을 돌이켜보고 그 때까지 잊고 있었던 자신의 장점을 새삼스럽게 인식할 수 있는 기회를 갖게 된다. 자신의 인생을 있는 그대로 받아들이고 수용하며 용서와 화해를 통해 여생을 더욱 보람 있게 사는 마음의 여유를 갖게 되면 죽음에 대한 불안도 줄고 담담히 삶의 모든 것을 받아들일 수 있는 용기를 얻고 우울증에서 회복되는 경우들을 자주 본다. 심리적인 고통을 지닌 노인으로서 다른 사람, 특히 노인 정신치료 전문가와 이야기를 하는 것 자체가 커다란 의미가 있다.

지적인 기능이 일정 수준에 있는 환자들에게는 인지치료라는 것을 적용할 수도 있다. 이는 자신의 우울증을 심하게 만드는 잘못된 사고과정을 스스로 깨닫게 하는 치료이다. 대인치료라는 것도 있는데 다른 사람과의 관계를 조정함으로써 우울증 증상을 완화시킨다.

3) 기타 의학적 치료

어떤 환자들은 다른 어떤 치료보다도 전기충격요법에 잘 반응한다. 특히 아주 심한 주요우울증에 효과적이며 약을 쓸 수 없거나 효과가 없었을 때 사용하면 빠른 효과를 보인다. 치료방법도 많이 발전하여 이제는 매우 안전하게 시행할 수 있으며 효과를 즉시 나타내는 장점이 있다.

4) 운동

운동이 우울증을 치료한다고 할 수는 없으나 치료에 도움을 준다.

- 운동은 기운을 북돋우고 활동적이며 독립적인 상태로 만든다.
- 몸과 기분에 훨씬 좋은 느낌을 준다. 운동을 하면 신체의 통증도 많이 줄어든다.
- 운동을 하면 잠을 잘 자게 된다. 그러나 저녁 식사 후에는 삼가하는 것이 좋다.
- 스스로에 대해 긍정적인 감정을 느끼게 된다.
- 자긍심을 높여 준다.
- 운동을 하면서 친구, 친지와 사귀게 되어 대인관계가 좋아진다.
- 사회적인 고립감이나 우울한 느낌에서 벗어나게 된다.
- 삶에 대해 감사한 마음을 갖게 된다.

5. 예방

노인 우울증의 예방으로는 가족, 친척, 친구와의 신뢰 관계 등이 매우 중요하다. 일정한 취미 활동 및 활발한 대외활동 등도 증상 방지에 도움이 된다. 신체 질환으로 나타나는 통증이 우울한 기분을 불러일으킬 수 있으므로 치병 관리에도 주의를 기울여야 한다. 알코올은 분해 과정에서 생기는 산물이 우울한 마음을 유발할 수 있으므로 과도한 음주는 피하는 것이 바람직하다. 과도한 흡연 역시 불쾌감을 유발하므로 삼가야 한다. 일단 우울증이라고 의심되면 빨리 도움을 구해야 한다.

우울증의 진단과 치료에 가장 전문적인 의사는 정신과의사이다. 가정의학과나 내과나 신경과 의사들도 우울증이 가벼운 경우 치료를 하기도 하지만, 진단이 애매하거나 두 달 이상의 치료 후에도 증상이 지속되면 정신과의사에게 의뢰하여 치료하는 것이 바람직하다.

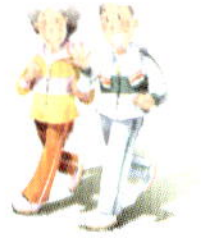

실천해야 할 일

1. 우울증이 있는 지 6개월에 한 번씩은 위에서 설명한 내용들을 참조하여 자가 검진을 한다.
2. 우울증이 의심되면 즉시 의사를 찾고 상담 및 치료 받는데 주저하지 않는다.
3. 가족이나 친구 중에 우울증이 있다면 적극적으로 돕고 치료를 권한다.
4. 규칙적 생활, 좋은 식사 습관, 과음을 피하고 주기적으로 운동을 한다.

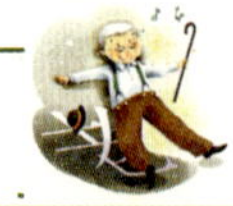

우울증의 극복사례

68세 여자 어르신이 남편과 함께 신경정신과 외래를 방문하였습니다. 얼마 전까지도 상당히 건강했던 어르신은 자녀들 간의 사소한 갈등이 있은 후부터 의욕이 저하되고 누워만 있으려 하였습니다. 예전보다 집안일도 잘 하지 못하였습니다. 남편이 보기에는 예전과 비교해서 무척 게을러진 것 같았고, 기억력이 떨어졌고 사람이 좀 멍해진 듯했습니다.

어르신은 어떤 일을 하려고 해도 "매사에 아무 의욕이 없고 기운이 없다. 꼭 중병에 걸린 것 같다"고 하였습니다. 이전에는 가까운 사람들과 자주 어울렸고 친구들과 만나는 것이 재미있었는데, 요즈음에는 사람을 만나는 것이 귀찮고 싫어졌습니다. 좋아하던 연속극도 보기 싫어져서 일주일째 한 번도 보지 않았습니다. 밤에는 잠이 잘 오지 않는 일이 많고 잠이 든다고 해도 자주 깼으며, 남편이 보기에는 잘 잔 것 같은 데도 어르신은 전혀 잠을 잔 것 같지 않게 느낀 적이 자주 있었습니다. 쉽게 피곤해져서 낮에도 자주 눕게 되는데 깜빡깜빡 졸 뿐 깊은 잠이 오지는 않는다고 하였습니다. 식욕이 많이 떨어져 밥 한 공기를 비우기가 힘이 들었습니다.

신경정신과 외래를 방문해서 기억력검사를 하였습니다. 집중이 잘 되지 않았고 기억력은 다소 저하되어 있지만 치매로 볼 수는 없는 정도였습니다. 행동이나 말이 다른 노인에 비해서 느려져 있었습니다. 진찰 결과 우울증으로 진단되었습니다. 어르신은 스스로 느끼기에 우울하지도 않고 우울증이라고 생각해 본 적도 없다고 하였습니다. 의사는 정신치료를 하고 우울증 약물을 처방하였습니다.

약물을 1주일 정도 복용하였는데 잠은 잘 들었지만 의욕이 없는 증상은 여전하였습니다. 약물이 효과가 없다고 중단하려고 하였지만 의사의 권유로 약물치료를 계속하였습니다. 3~4주가 지나면서 조금씩 의욕이 생기고 사람들도 만나고 각종 모임에도 나가기 시작했습니다. 남편이 보기에 표정이 나아지고 건망증도 좋아지는 것을 느낄 수 있었습니다.

외래에 방문해서 정신치료를 받는데 어르신은 "그때는 왜 그렇게 의욕이 없고 모든 것이 절망적으로 느껴졌는지 모르겠다. 마치 나쁜 꿈을 꾼 것 같다."고 했습니다. 정신과 면담과 약물치료를 1년 정도 받은 후에 치료를 종료했으며 2년이 지난 지금까지 의욕이 없는 증상은 다시 재발하지 않고 잘 지내고 계십니다.

주 노인에서 우울증은 '내가 우울하다'라고 스스로 이야기하는 경우가 젊은 사람에 비해서 적습니다. 오히려 의욕이 없고 쉬 피곤해지는 경우가 많으므로 주의해야 합니다.

4 치매

1. 병명이 아니다

치매는 특정한 병에 대한 명칭이 아니고 여러 가지 원인에 의해서 원래 정상이던 지능이 저하된 상태를 말한다. 이에 반해 정신지체란 어릴 때부터 어떤 원인에 의해서든 뇌의 지적 기능이 정상으로 발달하지 못한 상태로 치매와는 다르다. 즉 치매는 정상적인 뇌의 기능을 가졌던 사람에게서 뇌의 지적 기능이 저하되는 상태를 말한다.

치매에서는 여러 정신 기능들 가운데에서도 인지기능의 저하가 두드러지게 나타난다. 인지기능이라고 함은 지식을 통해서 받아들인 정보를 처리하는 지적인 기능을 의미한다. 치매에서 저하되는 인지 기능에는 기억력이 대표적이지만 기억력 이외에도 일반 지능(IQ), 학습 능력, 언어 기능, 문제를 해결하는 능력, 지남력(시간, 장소, 사람을 알아

보는 능력), 지각(사물과 환경을 보고 느끼는 것), 주의와 집중력, 판단력 등도 떨어진다. 인지 기능 이외에도 점점 인격에도 변화가 오고 행동에 이상이 발생하게 된다. 이러한 증상들로 인해 전반적 정신 기능이 떨어지게 된다.

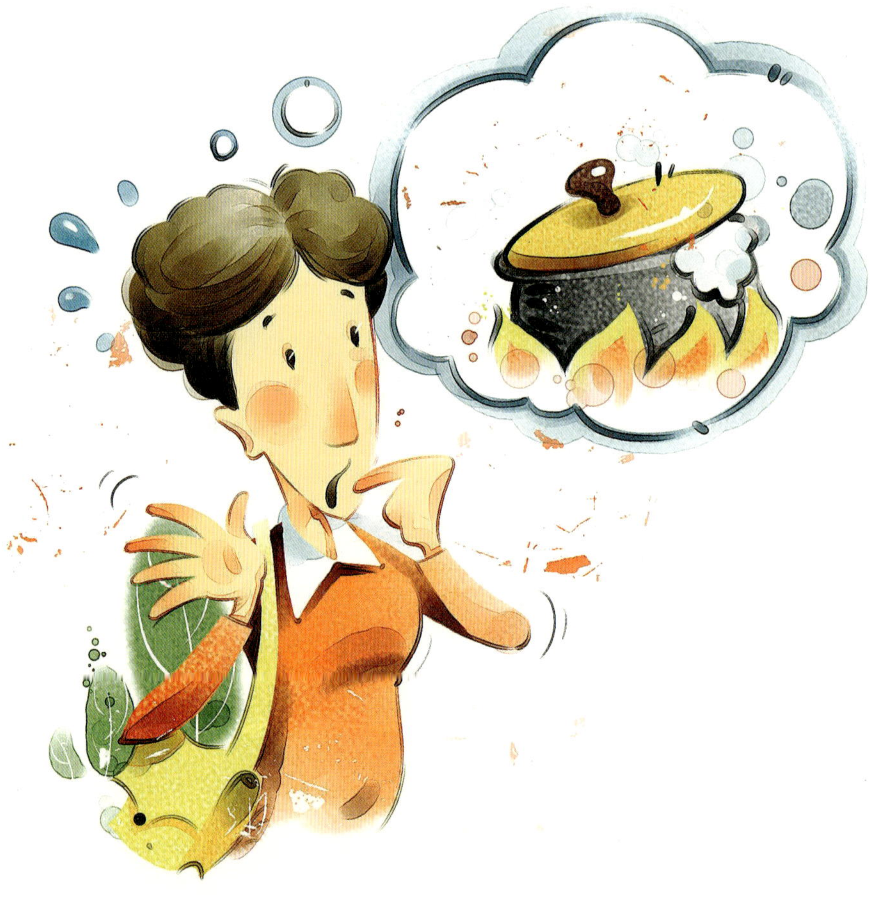

2. 건망증과의 차이

노인이 되면 건망증이 잘 생긴다. 건망증과 치매 초기의 기억력 저하를 구별하기가 힘들다. 양성 건망증 때문에 기억이 나지 않는 사람은 자세히 차근차근 생각을 더듬어 보게 하면 잊었던 사실을 다시 기억해 내는 경우가 많다. 예를 들어, 친구와 어제 약속한 것을 깜빡 잊어버린 사람에게 친구 이름을 말해 주면, "아! 그 친구와 약속이 있었지." 하고 기억을 해내게 된다. 이는 노인성 건망증으로 기억을 저장하는 데 문제가 있는 것이 아니고 저장은 잘 되어 있는데 저장된 기억을 불러들이는 데 문제가 있어서 생기며 노년기가 되면 흔해지는 현상이다. 혹시 "약속이 있었는데 어디에서 모이기로 했더라?"라고 되물을 수가 있다. 약속이 있다는 사실은 기억하고 있다는 것을 알 수 있다.

반면 치매에 걸려 기억이 떨어진 환자에게 물어보면, "그런 약속을 한 적이 있었나?" 하고 약속을 했다는 사실 자체를 기억해 내지 못한다. 이는 기억 저장에 문제가 있기 때문이며 치매의 전향적 기억장애이다. 그러나 양성 건망증도 횟수가 너무 잦고 일상생활에 어느 정도 지장을 야기한다면 치매일 가능성이 높다.

3. 원인별 종류

치매의 원인과 종류는 다양하다. 치매란 원래 다시 회복되지 않고 지속적으로 증상이 진행되어 가는 것을 말한다. 그 중 일부는 원인에 따라 회복 가능한 경우도 있는데 이를 '가성(유사)치매' 라고도 한다. 회복 가능한지의 여부는 치매를 일으킨 원인이 무엇인지에 달려 있다. 다음 표 4-1은 회복이 안 되는 원인(비가역적 치매)과 회복 가능한 원

표 4-1 치매의 야기 원인

Ⅰ. 뇌신경 세포의 파괴에 의한 것(비가역적 원인)
- 알츠하이머 치매
- 파킨슨씨병

Ⅱ. 뇌혈관의 이상에 의한 것(일부 회복가능)
- 혈관성 치매

Ⅲ. 가역적(회복 가능한) 원인
- 우울증
- 뇌 안에 생긴 혹 덩어리(종양, 농양, 혈종 등)
- 두부 외상
- 뇌수종(뇌 속에 물이 차는 것)
- 신체의 대사 질환: 갑상선질환, 간 질환, 콩팥 질환 등
- 각종 독성/영양 장애: 만성 약물 중독, 알코올 중독, 영 양 결핍(예: 비타민 B1, B12 결핍, 엽산 결핍)
- 감염: 뇌염, 뇌막염

인(가역적 치매)을 보여 준다.

노년기에는 비가역적 원인인 알츠하이머 치매가 절반 이상으로 제일 많다. 우리가 흔히 말하는 노년기의 치매는 알츠하이머 치매이다. 알츠하이머 치매 이외에 뇌혈관에 문제가 있어 생기는 혈관성 치매가 두 번째로 많다.

4. 알츠하이머 치매

1) 원인

알츠하이머 치매는 매우 복잡한 질병이며 원인에 대해서는 여러 가지 가설들이 있다. 알츠하이머 치매에서 뇌의 손상은 증상이 나타나기 몇 년 전에 이미 시작된다. 뇌에 손상이 무슨 이유 때문에 발생하는지에 대해서 많은 연구들이 진행되고 있다. 가장 널리 인정되고 있는 원인은 뇌에 "베타 아밀로이드"라는 이상 단백질이 쌓여 신경세포를 파괴시키기 때문에 생긴다는 것이다. 알츠하이머 치매에 걸린 환자의 뇌를 사망 후 부검하면 육안으로도 신경 조직이 파괴되어 위축된 것을 볼 수 있는데, 현미경으로 자세히 관찰하면 노화반과 신경섬유다발이라는 이상 병리소견이 파괴된 신경세포 사이에 퍼져 있다.

알츠하이머 치매의 원인 인자들 중, 고령이 가장 중요한 위험 요인이다. 65~70세까지의 1.5%가 알츠하이머 치매인 데 반해서, 70~74

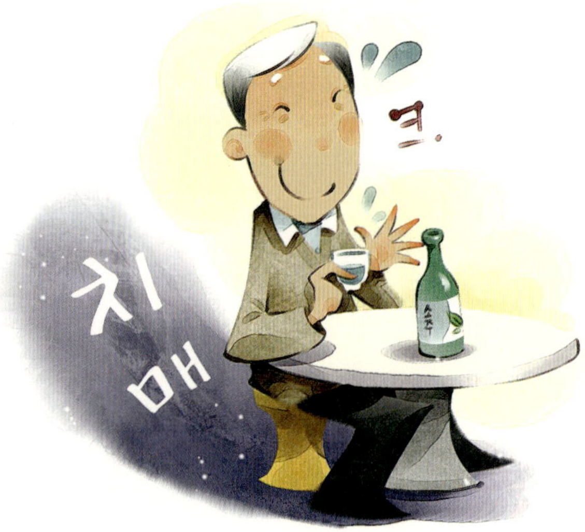

세까지에서는 3.5%, 75~79세까지는 6.8%, 90세에서는 거의 절반이 알츠하이머 치매이다. 종합하면 65세에서 5세가 늘어날 때마다 알츠하이머 치매에 걸릴 위험이 2배씩 증가한다.

알츠하이머 치매에서 유전적인 원인의 중요성에 대해서도 널리 알려져 있다. 19번 염색체에 APOE4라는 유전자를 가지고 있는 사람은 65세 이후에 발생하는 알츠하이머 치매의 위험이 높아진다. APOE4 유전자를 가지고 있는지의 여부는 병원에서 간단한 피검사를 통해서 알아볼 수 있다. 하지만 이 유전자를 가지고 있다고 해서 모두 치매가 생기는 것은 절대 아니다.

뇌에 손상이 있는 경우에도 알츠하이머 치매가 잘 생긴다고 한다. 또한 여성에서 알츠하이머 치매가 남성보다 잘 생기는데 이는 폐경기 후에 여성호르몬의 부족과 관련이 있다고 한다. 여성호르몬을 복용하면 알츠하이머 치매의 예방에 도움이 된다는 연구도 있다. 교육을 많이 받고 정신적 활동이 왕성한 사람이 알츠하이머 치매에 덜 걸린다고 한다.

2) 증상

(1) 기억력의 감퇴

가장 두드러진 초기 증상이다. 기억력의 감퇴는 서서히 일어나며 점차로 심해지게 된다. 초기에는 건망증이 조금씩 심해지면서, 다른 사람의 이름을 기억하지 못한다든지, 물건을 어디에 두었는지 모르고 찾는 일이 잦아진다. 대개 본인도 이 때에는 기억력이 떨어졌음을 스스로 느낄 수 있다. 점차 진행되면 최근에 일어난 사건들이나 다른 사람과 나누었던 대화 내용들까지 잊어버리게 된다. 최근 기억의 이상이라 함은 수분 전부터 수일 전 사이에 있었던 일들을 기억하지 못하는 것으로, 치매가 말기에 가지 않는 이상 예전 일들은 잘 기억한다.

즉, 치매는 단기인 최근 일의 기억 감퇴가 주로 나타나고 병이 한참 진행되면 장기 기억력도 상실하게 된다. 즉, 초기의 환자들은 최근 또는 단기 기억의 감퇴가 특징적이며, 지갑 열쇠와 같은 귀중품을 잃어버리거나, 가스레인지 위에 음식을 올려놓은 것을 깜박 잊어버리거나, 바로 얼마 전에 만났던 사람인 데도 몰라보는 등의 일이 생기게 된다.

간단한 평가를 해 보면 단기 기억력이 떨어져 있는지 알아볼 수 있다. '나무', '자동차', '모자' 세 가지 단어를 불러 주고 따라해 보라고

시킨다. 조금 뒤에 다시 물어본다고 알려 준다. 잠깐 다른 이야기를 하다가 5분 정도 뒤에 "조금 전에 무슨 물건 이름들을 불러드렸지요? 기억해 보시겠어요?"라고 한다. 단기 기억에 문제가 있는 경우 물건 이름 세 가지를 다 기억해 내지는 못하는 경우가 많다. 기억해 내지 못하는 물건 이름이 하나라도 있다면 보다 정확한 검사를 받아 보는 것이 도움이 된다.

치매가 더욱 진행되면 장기 기억력까지 손상되어 자신의 과거 직업, 출신 학교, 생일, 가족, 나중에는 자신의 이름조차 잊어버리는데 이쯤 되면 치매가 상당히 진행되어 있는 상태다.

(2) 지남력(指南力)의 상실

지남력은 시간, 장소, 사람을 알아보는 능력을 말한다. 처음에는 시간에 대한 지남력이 가장 먼저 상실되어 지금이 몇 시쯤인지, 무슨 계절인지, 올해가 몇 년도인지 모르게 된다. 점차 진행되면 장소에 대한 방향감이 없어지고 더 진행되면 사람에 대한 지남력까지 상실되어, 익숙한 장소에 와서도 '여기가 어디인지', 평소에 잘 아는 사람을 보고도 '옆에 있는 사람이 누구인지' 모르게 된다. 화장실에 간 다음 자기 방을 찾지 못하기도 하며, 친한 친구의 얼굴을 잊어버리고 말기에는 가족의 얼굴도 알아보지 못한다. 그러나 아무리 지남력의 상실이 심하여도 의식의 장애를 보이지 않는 것이 치매 환자의 특징이다. 즉 정신이 몽롱하여 주위에 잘 반응하지 않거나 하는 경우는 드물다.

(3) 언어의 장애

치매는 환자의 언어 능력에 영향을 준다. 그러나 초기에는 아주 가까이 지내는 배우자나 전문가가 아니면 언어장애가 있음을 알 수 없다. 대부분 노인 환자들은 아주 일상적인 언어들만 사용하므로 특별한 상황이 아니면 언어에 문제가 있음을 알기 어렵기 때문이다. 그러나 조금 특별한 상황이나 어렵고 흔히 사용하지는 않는 언어에 부딪히면 뭔가 좀 문제가 있음을 느끼게 된다. 예를 들어 "어제 뉴스에서 본 내용을 말씀해 보세요"라고 하면 내용은 좀 기억을 하고 있는 것 같더라도 언어 표현을 이전만큼 잘 하지 못한다는 것을 알게 된다.

하지만 대개 이런 상황도 그저 나이 탓이려니 하고 넘어가는 수가 많다. 이전에 신문을 보던 노인이 신문을 잘 안 보게 되고 텔레비전에서 드라마를 즐겨 보던 분이 연속극에 관심이 줄어든다면 언어 이해능력의 문제가 생겼을 가능성을 고려해야 한다.

조금 더 진행이 되면 모호하고 부정확한 단어를 쓰고, 특히 같은 말을 반복하고 설명이 쓸데없이 길어져서 말의 핵심에 도달하기가 어려운데 이를 우회성이라고 한다. 듣는 사람은 같은 말을 반복하므로 고집이 세졌다고 오해하기도 한다. 특히 알츠하이머 치매 환자는 물체나 사물의 이름을 말하는데 어려움을 느낄 수 있다. 예를 들어, '우산' 이라는 이름이 바로 생각이 안 나서 길고 뾰족하면서 펼 수 있는 물건이라고 긴 설명을 하는 경우를 보게 된다. 이를 명칭 실어증이라고 한다.

치매가 진행되면서 환자는 말이 없어지고, 상대방이 묻는 말을 그대로 따라 하기만 하는 '반향언어증' 을 보일 수 있다. 또는 앞서 한 말의 영향을 받아 더 이상 말을 진행하지 못하고 같은 말을 반복하게 되는 '보속증(保續症)' 을 보일 수 있다. 예를 들어, "성함이 어떻게 되세요?"라고 물으면 이름을 잘 대답하는데, 다시 "집 주소가 어떻게 되세요?"라고 물어도 또 이름을 대답하는 경우를 말한다.

(4) 실행증(失行症)

치매에 걸려도 운동을 하는 능력은 여전하고 감각을 느끼는 기능도 온전하다. 다만, 어떤 일을 해야 할 때, 어떻게 해야 하는지 잘 알면서도, 그 일을 제대로 해 내지를 못하는데 이를 실행증이라 한다. 실행증이 생기면 평소에 아무렇지도 않게 쉽게 해오던 일들을 제대로 해내지 못하고 어려워하게 된다.

하지만 이런 것도 처음에는 눈에 띄지 않아 그저 나이가 들어서 좀 서툴러지거나 기운이 없어 평소에 하던 일도 귀찮아하는 것처럼 비칠 수 있다. 예를 들어, 평생 집안일을 해오신 할머니가 밥을 짓고 설거지를 하는 것이 좀 둔해지고 예전보다 시간이 많이 걸리며 하기 싫어한다.

좀더 진행이 되면 스스로 몸치장을 하지 못하게 된다. 날씨나 상황에 맞는 옷을 골라 입지 못하고 단정함이 없어지고 신발 끈을 매기도 힘들어 한다. 더 심해지면 '머리 빗질하기' '면도하기' '옷 갈아입기' 같은 동작도 제대로 해내지 못한다. 또한 동작을 흉내 내지 못하게 되

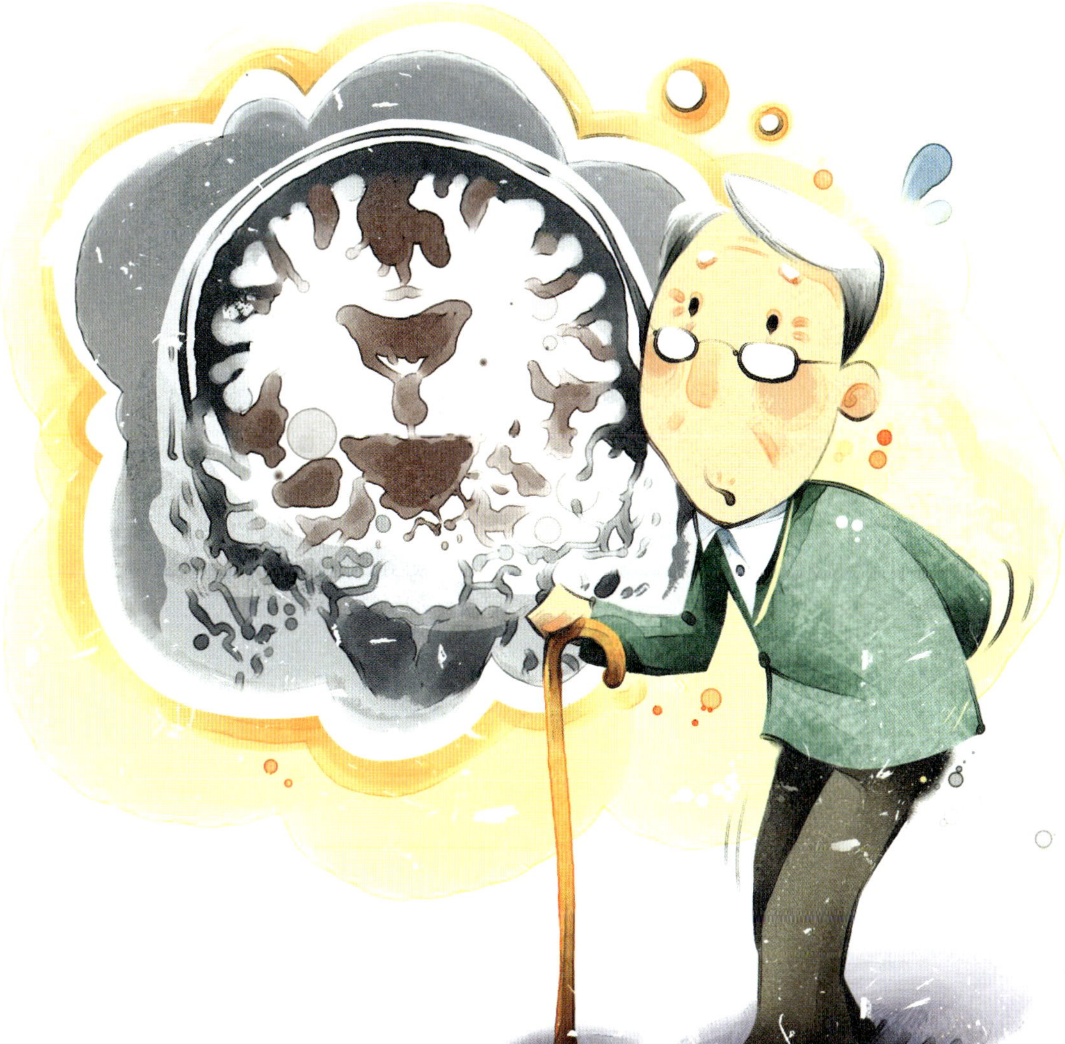

는데, 예를 들어 '안녕하며 손 흔들기' 등 쉽게 할 수 있는 동작을 따라 하지 못한다. 치매에 걸린 환자가 스스로 음식을 만들거나 옷을 제대로 입지 못하는 데에는 실행증이 원인이 될 수 있다.

(5) 실인증(失認症)

치매에 걸린다고 해도 시각, 청각, 후각, 미각, 촉각의 오감은 온전하다. 눈이 어두워지고 귀가 들리지 않는 것은 치매 때문에 생긴 것은 아니다. 중풍에 걸리면 촉각이 떨어지지만 이것도 역시 치매 때문에 오는 것은 아니다. 치매에 걸려 사람을 알아보지 못할 지경이 되어도 보는 것이나 듣는 것, 감촉을 느끼는 것은 그대로인 경우를 자주 볼 수 있다. 이렇게 오감이 온전한 데도 불구하고 물건을 알아보지 못하고, 어떤 물건이 무엇에 쓰는 것인지 잘 모르는 것을 보게 되는데, 이를 실인증이라고 한다. 예를 들면, 치매 환자는 시력이 정상인데도 의자나 연필 같은 물체를 보고 그것이 무엇이며 무엇 하는 데 사용하는지를 모른다.

더 진행하면 가족을 알아 볼 수 없게 되고 거울 속에 있는 자신의 모습조차도 알지 못한다. 치매 환자들은 정상적인 촉각을 가지고 있지만 눈을 감게 하고 손에다 동전이나 열쇠를 쥐어 주면, 손에 잡은 감촉만으로는 손 안에 든 물체가 무엇인지 알아 내지 못하는 경우가 있다.

(6) 집행기능(執行機能)의 장애

어떤 일이 주어지면 먼저 해야 할 일과 다음에 이어서 해야 할 일, 마지막으로 해야 할 일을 생각해서 순차적으로 일을 진행하게 된다. 예를 들어, 밥을 짓기 위해서는 쌀을 쌀통에서 퍼는 일을 처음에 해야 하고, 그 다음에는 쌀을 물에 씻는 일을 해야 한다. 그 다음에는 밥솥에 쌀을 넣고, 밥솥을 닫은 후에, 밥 짓기 버튼을 눌러야 한다. 보통 사람들에게는 아무 생각 없이도 저절로 할 수 있는 일이지만 치매 환자에게는 어려운 일이 된다. 이렇게 일이 주어졌을 때 순차적으로 진행해 나가는 능력을 집행기능이라고 한다. 집행기능이 떨어지는 일은 치매 환자에서 자주 볼 수 있는 증상이다.

집행기능의 저하 때문에 복잡한 일은 더욱더 하기가 힘들다. 특히, 예전에 하지 않았던 새로운 일을 시작하려고 하면 어려움을 많이 느끼게 된다. 복잡하고 새로운 일을 하지 않으려고 하는 경향 때문에 자세히 보지 않으면 환자가 소극적으로 성격이 변한 것 같거나 좀 게을러진 것 같다는 생각이 들 수도 있다.

(7) 시 · 공간 능력(視空間 能力)의 장애

치매에 걸리면 집 밖으로 혼자 외출하는 것이 어려워진다. 집을 찾아오기 어렵기 때문이다. 치매 환자가 집을 찾아오지 못하고 엉뚱한 장소로 가서 가족들의 애를 태우는 경우를 보게 된다. 이는 치매가 진행되면 공간에 대한 파악 능력이 떨어지게 되기 때문인데 이를 시 · 공간 능력의 장애라고 한다. 이 때문에 초기 치매 환자는 가벼운 교통사고도 많이 난다. 더 심해지면 집 안에서 자신의 방이나 화장실을 찾지 못하는 지경에 이르게 된다. 화장실에 들어가서도 변기를 옆에 두고 딴 곳에 일을 보기도 한다.

시 · 공간 능력에 장애가 오면 길 찾기에 문제가 생길 뿐 아니라 모양을 보고 파악하는 능력에도 문제가 온다. 시 · 공간 능력에 문제가 있는지 보려면 삼각형, 사각형, 정육면체의 그림을 보여주고 똑같이 그려보도록 시켜 보면 잘 알 수 있다. 그림을 똑같이 그리는 데 매우 어려움을 느끼고 이상한 모양의 그림을 그려낸다. 시계를 보고서 몇 시인지 물어보는 것도 시 · 공간 능력을 평가하는 데 도움이 된다. 시 · 공간 능력에 장애가 있다면 시계를 보고 몇 시 몇 분인지 정확히 말하지 못한다.

(8) 정신증상

알츠하이머 치매 환자는 다양한 종류의 정신증상을 나타내는 경우가 많다. 정신증상에는 사실이 아닌 것을 사실로 굳게 믿는 망상과, 헛것을 보거나 헛소리를 듣는 환각, 의욕이 떨어지고 아무것도 하기 싫어지는 우울증상, 감정이 없고 좋고 싫은 느낌이 떨어지는 무감동증, 초조 안절부절못하는 불안증상, 이전과 다르게 난폭해지고 과격해지는 충동성, 잠을 잘 이루지 못하고 밤낮이 뒤바뀌는 불면증 등이 있다.

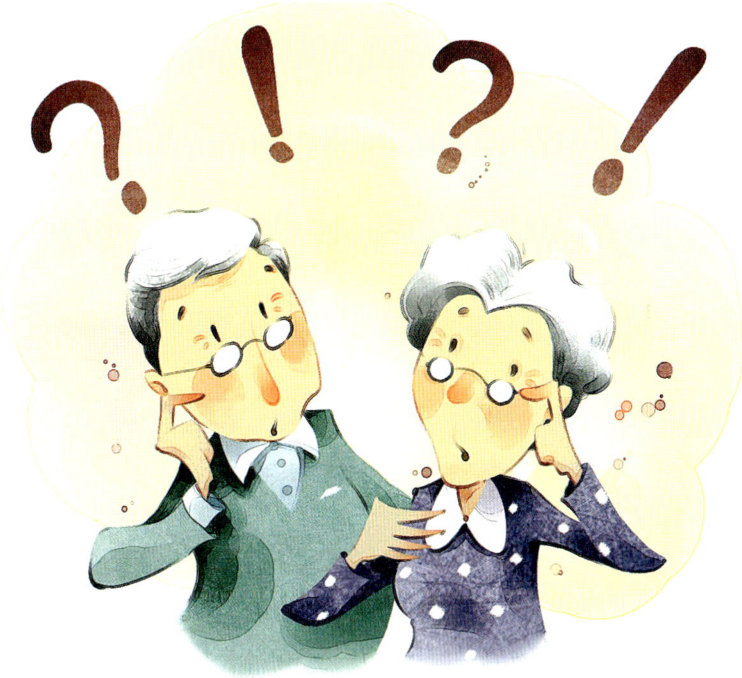

망상은 기억력의 장애와 관련이 있는데 '누군가 내 물건을 훔쳐 갔다'거나 '누군가 우리 집에 들어온 것 같다'는 등의 피해망상이 많다. 치매 환자의 약 20% 내지 30%에서 환각을 가지는데 모든 감각 형태의 환각이 나타나나 그 중 헛 것을 보는 환시가 가장 흔하다. '누군가 빠른 속도로 지나간 것 같다'는 등의 이야기를 하는 경우가 많다. 우울증상과 불안증상은 치매 환자의 절반 정도에서 보이는 흔한 증상으로 안절부절못하고 불면증이 동반되는 경우도 많다. 무감동증이 생겨서 좋은 일이 생기거나 나쁜 일이 생겨도 표정이 없고 마치 감정이 없는 사람처럼 무미건조해지기도 한다. 충동성이 생기면 평소 점잖던 분이 듣기 거북한 욕설을 하고 외설적인 말을 주저 없이 하기도 한다. 충동성은 망상, 환각 등 정신병적 증상을 지닌 치매 환자에게 흔하다. 불면증이 있는 경우는 잠이 잘 들지 않고 자주 깨거나 밤에 소리를 지르거나 돌아다니는 경우도 흔하다.

이러한 정신증상은 특히 가족이나 돌봐 주는 사람을 매우 힘들게 만들고 지치게 만든다. 초기에 기억력이 떨어지는 것은 가족까지 힘들게 하지 않는 경우인데, 정신증상이 나타나면 가족들이 매우 힘들게 된다. 다행히도 정신증상은 행동요법과 약물로 잘 조절이 되는 증상이라는 것을 명심해야 한다. 정신증상이 생기면 이를 잘 관찰해서 병원을 방문했을 때 담당 의사에게 정확하게 말해 주는 것이 중요하다.

(9) 인격(人格)의 변화

치매 환자의 인격 변화는 가족들을 괴롭히는 중요 증상이다. 환자가 본래 지니고 있던 독특한 성격 경향이 있었다면 치매가 진행되면서 더 강조되어 나타날 수 있다. 꼼꼼하던 사람은 더 꼼꼼해지고 의심이 많던 사람은 더 의심이 많아진다. 초기에는 이런 정도로 나타나나 점점 심해지며 환자는 자신의 행동이 다른 사람들에게 미치는 영향에 대하여 개의치 않게 된다.

(10) 섬망(譫妄)과 수면장애

섬망에 대해서는 기타 정신장애에서 자세히 설명되어 있다. 섬망은 갑작스럽게 생기며 사람을 알아보지 못하고 횡설수설하면서 의식이 흐려지는 상태를 말하며 주의 집중력이 떨어지고 흔히 환각 증상 중에서도 환시를 많이 경험하며, 피해망상을 보이는 등 혼돈 상태에 빠진다. 가족들이 보기에는 치매가 하루 사이에 많이 진행한 것처럼 보여서 매우 놀라게 된다. 이는 다양한 원인으로 생길 수 있지만, 폐렴 등 다른 감염이 동반되었거나 약물을 잘못 복용한 경우에도 올 수 있다. 또한, 질병이나 사소한 수술과 같은 신체적 스트레스나 다른 사람의 죽음과 같은 정신적 또는 사회적 스트레스에 약하여 쉽게 섬망 상태에 이를 수 있다. 원인이 다양하지만 조절 가능한 원인만 찾으면 잘 치료된다.

치매환자의 수면장애 중 가장 문제가 되는 것은 일몰증후이다. 이는 일시적으로 나타나는 야간의 섬망 증상이다. 밤새 잠을 자지 않고 들락거리고 소리를 지르거나 자는 식구들을 깨우고 알아들을 수 없는 이야기를 중얼거리며 불안해 하고, 눈에 뭐가 보인다든지 누가 쫓아온다든가 돈을 빼앗아 간다는 등의 이야기를 하기도 한다. 이런 증상은 저녁이나 야간에 악화되고 주간에는 호전되는 경향이 있어 이를 일몰 증후군이라 부른다. 이런 증상이 생기게 되면 옆에서 간호하는 사람들 또는 보호자가 매우 힘들어, 이런 이유로 병원 또는 보호시설을 찾게 된다. 이런 환자에게는 불필요한 자극을 줄이고 안심시키며 지남력을 유지시키고 야간에 옅은 조명을 유지한다. 습관성이 있는 수면보다는 소량의 정신정온제에 효과적으로 반응한다. 용량과 사용기간은 의사의 지시에 따라야 한다.

표 4-2 알츠하이머 치매의 진행에 따른 증상의 변화

구분	내용
1. 경미한 인지 기능 감퇴	• 주관적인 기억력 감퇴를 호소한다. • 익숙한 물건을 놓은 장소, 또는 예전에 알고 있었던 이름을 자주 잊어버린다고 호소한다. • 직장생활이나 사회생활을 하는 데는 별반 지장을 받지 않는다. • 증상에 대하여 적절하게 걱정한다.
2. 경도의 인지 기능 감퇴	• 조금 전에 소개 받은 사람의 이름을 기억하지 못하는 수가 종종 있다. • 방금 읽었던 책의 문구를 기억하지 못한다. • 직장이나 사회생활에서 일을 수행하는 능력이 감소되어 있고, 같이 일하는 사람들도 전보다 능력이 떨어졌음을 알게 된다.
3. 중등도의 인지 기능 감퇴	• 최근에 일어났던 사건이나 주변에서 현재 일어나고 있는 사건에 대한 이해나 지식이 감소되어 있다. • 혼자 여행하거나 개인적 재정을 관리하는데 명백하게 어려움을 느낀다. • 환자가 아직은 사람과 장소에 대한 지남력을 가지고 있고, 익숙한 사람과 얼굴을 모르는 사람을 쉽게 구별한다. 일반적으로 익숙한 장소를 찾아 가는 데 지장을 받지는 않는다. • 자신이 병이 있다는 사실을 받아들이거나 인식하지 못한다.
4. 중등도의 심한 인지적 감퇴	• 주소나 전화번호, 손자와 같은 가까운 가족의 이름, 졸업한 고등학교나 대학의 이름을 물어 보면 잘못 대답하거나 기억하지 못한다. • 시간(날짜, 요일, 계절)이나 장소에 대한 지남력을 잃는다. • 자신이나 타인에 관한 중요한 사실을 아직 기억하고 있다. 자신의 이름을 기억하고 있고 배우자와 자녀의 이름은 대부분 알고 있다.

표 4-2 계속

구분	내용
5. 심한 인지적 감퇴	• 환자는 자신의 생존을 전적으로 의존하고 있는 배우자의 이름마저 잊는다. • 최근 일어났던 모든 사건들을 기억하지 못한다. 과거에 대하여 일부 알기는 하지만 대충만 안다. • 인격과 정서적 변화가 발생한다.
6. 극심한 인지적 감퇴	• 언어적 능력이 거의 상실되고 환자는 전혀 말을 하지 않거나 단지 알 수 없는 소리를 낼 뿐이다. • 대 · 소변을 가리지 못하여 용변을 보거나 식사하는 데 도움을 필요로 한다.

3) 경과

알츠하이머 치매는 서서히 증상이 나타나는데, 초기에 나타나는 주된 증상은 기억력이 떨어지는 것, 특히 최근 일에 대한 기억력이 주로 떨어진다. 이때 최근이라 함은 수분 전에서 수일 내를 말한다. 병이 중기로 접어 들면서 시간, 공간, 사람을 알아 보고 파악하는 능력이 차례로 떨어지게 된다. 중기 이후에는 엉뚱한 망상을 보이고 집착이 심해지며 쉽게 화를 내는 경향을 보인다. 말기에는 혼자서 전혀 판단을 하지 못하게 되고, 신체적 장애가 나타나서 근육이 경직되고 대 · 소변을 가리지 못하게 된다(표 4-2). 이에 비해서 혈관성 치매는 문제가 생긴 혈관의 위치와 크기에 따라서 다양한 증상이 발생되고 경과도 각각 다양하다.

4) 진단

(1) 조기 진단

치매에서는 조기 진단이 중요하다. 우선 치료가 가능한 치매인지를 알아내야 한다. 진행성 치매인 경우에도 뇌세포가 더 파괴되기 전에 약물을 적용하여 기존의 능력을 가능한 한 오랫동안 보존할 수 있고, 가족들의 심적 부담 및 경제적인 부담을 덜 수 있다는 데에 이점을 가지고 있다.

(2) 검사 방법

알츠하이머 치매를 진단하는 데 가장 중요한 것은 병력 문진과 전문가의 평가이다. 환자는 자신을 표현하기 어렵거나 자신의 기억장애를 부정하는 경향이 있으므로 가족이나 보호자의 관찰에 의한 정보가 매우 중요하다. 치매는 여러 전신 질환에 의한 뇌기능 장애에 의해서도 발생할 수 있기 때문에 일반적인 신체 검사와 정밀한 신경학적 검사로 정확한 원인을 감별해 내야 한다.

신경심리학적 검사는 단어 기억하기, 그림 기억하기, 그림 그리기, 선 따라 그리기, 어휘력 검사 등으로 이루어져 있다. 검사를 통해서 인지 장애의 유무를 알 수 있을 뿐만 아니라 장애의 정도와 장애를 일으킨 인지 기능의 영역을 평가하여 뇌의 장애 부위를 결정하고 치매의

표 4-3 뇌 촬영 검사의 종류 및 특징

부　　분	특　　징	치매의 진단
• 전산화단층촬영 (CT)	• 엑스선을 이용함. • 뇌를 단층촬영하여 내부를 볼 수 있음.	• 치매의 진단에는 잘 쓰이지 않으며 뇌출혈이 있는 경우에 잘 나타난다.
• 자기공명영상(MRI)	• 엑스선을 이용하지 않고 자기장을 이용함. • 뇌를 단층촬영하여 내부를 볼 수 있는데 CT보다 더 자세함.	• 치매의 진단에 큰 도움이 된다. 단층촬영을 하면 뇌가 위축되어 있고 가운데 뇌실이 커진 것을 관찰할 수 있다.
• 단일광량자방출 전산 화단층촬영 (SPECT)	• 뇌에 혈액이 골고루 공급되고 있는지 볼 수 있음.	• 치매의 초기진단에 도움이 된다. 조직이 파괴되기 이전에도 기능이 떨어진 상태인지 알아볼 수 있다.
• 양전자방출단층 촬영(PET)	• 뇌 조직이 제대로 영양분을 대사하고 기능하고 있는지 볼 수 있음. SPECT보다 더 자세함.	• 치매의 초기진단에 도움이 된다. 조직이 파괴되기 이전에도 기능이 떨어진 상태인지 알아볼 수 있다. 다른 검사에 비해 고가이다.

원인 질환을 파악하는 데 도움이 된다.

뇌 촬영 검사는 알츠하이머 치매 환자를 진단하는 데 도움이 되는 검사이다(표 4-3). 특히 어떤 치유될 수 있는 원인에 의한 치매인지 아닌지를 감별하는 데 필수인 검사이며 치매가 왔을 때 뇌세포가 파괴되어 뇌에 위축이 오게 되는데 이를 평가할 수 있어 진단에 도움을 준다. 기억력을 담당하는 뇌 부위의 세포가 파괴되어 뇌가 위축되는 것을 평가할 수 있는 검사가 엠알아이(MRI)라고 부르는 자기공명영상촬영술이다. 이는 뇌를 볼 수 있는 씨티(CT)라고 부르는 전산화단층촬영보다 값이 비싸기는 하지만 정밀도가 높기 때문에 많이 이용되고 있다. 알츠하이머 치매 외에 뇌혈관 질환이나 다른 원인에 의한 치매를 감별하는 데에도 사용되고 있다. 뇌의 위축은 없으나, 기능이 잘 되지 않는 치매를 평가하기 위한 검사도 있다. 이는 기억력을 담당하는 뇌 부위가 잘 작동하고 있는지를 확인하는 것이며, 여기에는 핵의학 검사인 '스펙트(SPECT)' 라고 부르는 단일광량자방출전산화단층촬영과 '페트(PET)' 라고 부르는 양전자방출단층촬영이 있는데 알츠하이머 병의 진단에 도움을 준다. 여러 검사들은 치매의 정도와 원인, 증상에 따라 의사가 선택하게 되며, 검사는 종합병원 급의 기기가 갖추어진 병원에서 받을 수 있다. 엠알아이(MRI)는 현재 많은 병원에 보급되어 쉽게 검사할 수 있으나, 핵의학 검사인 스펙트(SPECT, 단일광량자방출전산화단층촬영), 페트(PET, 양전자방출단층촬영)는 기기를 갖춘 큰 종합병원에서 검사받을 수 있다.

5) 치료

현재까지 알츠하이머 치매를 완치시키거나 병의 진행을 완전히 막는 치료법은 개발되지 못했다. 하지만 증상을 호전시킬 수 있는 방법들은 많이 개발되어 있다. 약물치료로는 인지기능개선제가 개발되어 있다. 인지기능개선제는 초기 단계의 알츠하이머 치매에 특히 도움이 되기 때문에 조기 진단이 중요하다.

치매에서 발생하는 정신증상을 조절하는 약물이 다양하게 개발되어 있다. 특히, 우울증상, 불안증상, 충동성, 불면증 등은 조절이 가능하고 조절을 통해서 가족의 부담을 크게 줄일 수 있다.

6) 예후

치매 환자의 약 10~15%는 적절히 치료를 받으면 회복될 수 있다. 그러나 주로 문제가 되는 알츠하이머 치매 등은 대개 60대 후반과 70대 80대에 발병하여 5~20년 간에 걸쳐 점차 악화되다가 결국은 사망한다. 사망의 원인은 폐렴이 가장 많다. 알츠하이머 치매는 지속적, 순차적으로 악화되고 혈관성 치매는 계단식으로 악화하는 것이 특징적이다. 알츠하이머 치매 환자의 평균 생존 기간은 2~20년까지로 치료, 간병 환경에 따라 다양한데 평균은 약 8년 정도이다.

7) 예방

알츠하이머 치매는 아직까지도 정확한 원인을 알 수 없으므로 확실한 예방법을 알기는 힘들다. 지금까지의 연구결과들에 의하면 다음의 방법들이 알츠하이머 치매의 예방에 효과적이라고 한다.

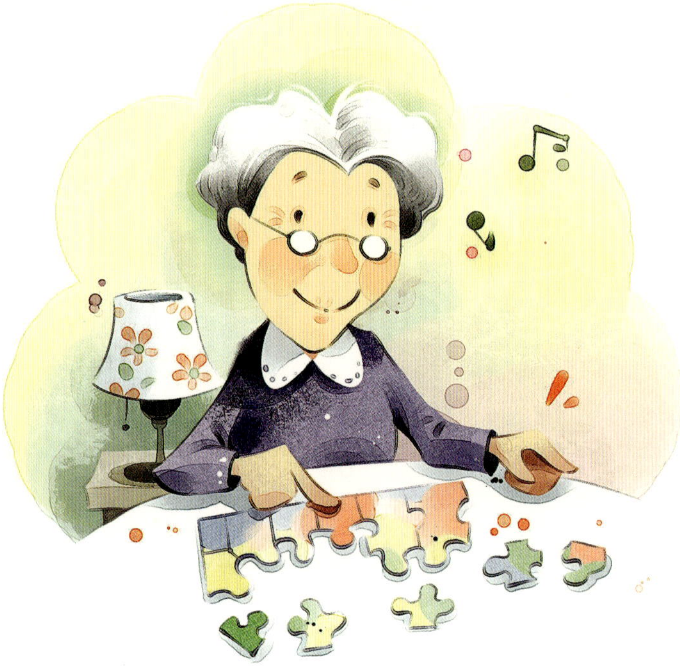

① 신체적인 건강을 유지하도록 노력하도록 한다

신체적으로 이상이 생기면 잠재해 있던 치매 증상이 금방 나타난다. 자신에게 알맞은 운동을 선택하여 꾸준히 운동을 하도록 한다. 걷는 것도 좋고 에어로빅을 하고 수영을 해도 좋다. 특히 즐거운 마음을 가지고 운동해야 한다.

② 취미 생활을 갖도록 한다

세밀한 손동작을 사용하는 취미가 좋다. 예를 들면 즐거운 마음으로 서예, 자수, 그림 그리기 등을 하도록 한다.

③ 두뇌 활동을 많이 하도록 한다

텔레비전을 보거나 신문이나 잡지를 매일 읽으면서 정신적 활동을 지속시키는 것이 좋다. 글을 쓰는 것도 좋으며 일기를 매일 매일 쓰는 것도 기억력을 유지하는 방법이 된다.

④ 대인관계를 유지한다

가족, 친구들과 지속적인 친밀 관계를 유지하고 가능한 한 사회활동을 많이 하도록 한다. 노인이 되면 여가시간이 많기 때문에 그 동안에 하지 못했던 사회 봉사활동에 적극 참여하고 이를 통하여 친구들을 많이 사귀는 것이 좋다. 특히 부부간의 사이가 좋아야 한다. 서로 사랑하며 상대방을 이해하려는 노력이 중요하다.

⑤ 스트레스를 줄이도록 한다

스트레스에 시달리게 되면 혈관이 수축하고 혈압이 상승할 수 있다. 한 심리학자는 노년기를 자아 통합이냐 절망이냐를 결정하는 시기라고 하였다. 즉 자신의 생을 정리하고 받아들이고 의미를 찾음으로써 행복감을 느낄 수 있어야 하는데 그렇지 못할 경우 남을 원망하고 절망감을 느끼게 된다. 항상 즐거운 마음을 가지고 긍정적인 생활 태도를 가져야 한다.

⑥ 만성 심혈관계 질환을 잘 조절하고 정상체중을 유지한다

다음에 설명할 혈관성 치매의 예방뿐 아니라, 알츠하이머 치매의 예

방에도 심혈관계의 건강 유지가 매우 중요하다. 고혈압, 당뇨병, 심근 경색, 부정맥, 고지혈증이 있는 경우에 이를 잘 조절해야 한다.

⑦ 난청이나 시력 장애를 교정한다

이들 장애가 있는 경우 새로운 정보를 접하는 데 지장이 있고, 이로 인해 환자로 의심받을 수 있다. 보청기나 안경을 착용하여 정상적인 청력과 시력을 갖도록 하여 활발한 대인 관계와 사회적 활동을 유지해야 한다.

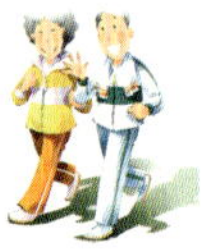

실천해야 할 일

1. 치매가 있는지 6개월에 한 번씩은 정기적으로 검진을 받는다.

2. 취미생활을 가지고 대인관계를 많이 갖는다.

3. 정상체중을 유지하고 고혈압과 당뇨를 예방 및 관리한다.

4. 치매의 진행에 따른 증상의 변화를 잘 알아둔다.

읽을거리

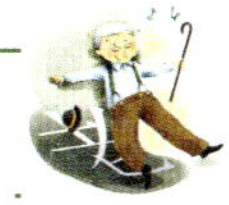

치매의 간호

(1) 기본적인 욕구를 충족시킨다

치매 노인들은 일상생활을 점차 수행할 수 없게 되고, 할 수 있다 해도 불완전한 점이 많다. 식사, 배설, 수면, 청결 등 모든 면이 치매 노인에게 적합한 방법으로 항상 충족되도록 해야 한다.

(2) 위험으로부터 보호한다

치매 노인들은 주변 환경을 올바로 지각하는 능력과 신체 기능이 많이 저하되어 있으므로 위험이 많다. 주위 환경을 안전하게 하고, 행동을 면밀하게 관찰하여 예측할 수 있는 사고로부터 보호해야 한다.

(3) 고독하지 않게 한다

치매 노인을 오랫동안 혼자 있게 하는 것은 좋지 않다. 문제 행동이나 사고가 일어나는 것 외에도 자극이 없는 생활은 치매를 빨리 악화시킨다고 알려져 있다. 중요한 것은 일상생활에서 노인으로 하여금 소외감을 갖지 않도록 하는 것이다.

(4) 자존심을 상하지 않게 한다

치매가 진행되어도 감정은 유지된다. 노인의 실수에 대해서 나무라거나 비웃는다면 심한 상처를 입게 되고, 그런 일이 반복되는 경우, 우울 상태가 되어 방문을 걸어 잠그고 간호 제공자를 피하거나 난폭해질 수도 있다.

(5) 노인의 상황에 맞추도록 한다

개인차가 있기는 하지만 노인이 되면 동작이 느려지고 말과 행동이 잘 맞지 않는 경우가 많이 일어나게 된다. 노인의 페이스에 맞추어 천천히 대해 주도록 한다. 또한 노인은 옛날 일과 현재의 일을 혼동하는 일이 많으므로 그때의 변화에 따라 유연한 임기응변이 필요하다.

(6) 의사소통의 유지

치매가 진행됨에 따라 의사소통이 점점 더 어려워지게 되는데 다음의 사항을 특히 유의하도록 한다.

① 환자의 시력이나 청력이 떨어지지 않는지 안경이나 보청기가 잘 맞는지 주의한다.
② 노인과 얘기할 때에는 얼굴을 마주보고 눈높이를 맞혀 천천히 명확하게 한 가지씩 짧게 얘기한다.
③ 가까운 곳에서 말한다. 멀리서 부르게 되면 말하는 사람에게로 다가가려다가 또 다른 사고를 일으키는 경우가 있다.
④ 노인이 알아들을 수 있는 말을 사용한다. 매스컴에서 사용하는 유행어는 기억할 수 없으므로 가능하면 표준어로 말하는 것이 좋다. 노인에 따라서는 사투리를 사용하면 친밀감을 높이고 말을 더 잘 알아듣는 경우도 있다.

(7) 항상 현실을 알려 주도록 한다

치매 노인은 상황에 대한 이해 능력이 떨어져 있기 때문에 조그마한 일에도 혼란을 가져오게 된다. 하루 생활을 해 나가면서 예를 들어 "7시예요. 일어나시지요", "12시니까 점심 드시지요" 등 항상 현재 상황을 알려 주도록 하는 것이 좋다.

(8) 역할을 제공한다

사소한 일, 생산적인 일이 아닐지라도 그 속에서 가치나 역할을 인정하고 적절한 활동을 하게 되면 자신의 권위나 가치를 느낄 수 있게 된다. 예를 들어 여성의 경우는 청소, 세탁물 정돈하기 등을, 남성의 경우는 정원의 청소와 김매기, 수목의 손질 등을 권해 본다.

(9) 일상생활을 규칙적으로 꾸려 나간다

노인에게 맞는 하루의 일정을 정해서 규칙적인 생활을 하게 하는 것은 치매 노인의 마음을 안정시키고 혼란을 줄이는 데에 중요하다.

(10) 누워만 있지 않게 한다.

누워만 있는 것은 치매 상태를 악화시킨다고 한다. 또 수족의 관절이 굳어지거나 변형되기도 하고 욕창이나 폐렴을 일으키기 쉽다. 누워만 있게 되는 계기는 골절, 뇌졸중, 감기나 그 외의 신체질환 등을 들 수 있는데, 치매 상태 때문에 의욕이 지하되이 종일 누워 있는 경우도 있다.

(11) 대립하지 않도록 한다

환자와 부질없는 말다툼이나 시비가 생기지 않도록 조심해야 한다. 환자의 실수는 병으로 인해 생긴다는 점을 명심하고 환자가 실수하는 것에 관하여 예민하게 신경을 쓰지 않는 것이 좋다.

(12) 과거를 회상하도록 한다

치매 노인은 자신의 옛일을 잘 기억하고 있다. 옛날을 회상하면서 자신을 되찾을 수 있고 생동감을 가지게 되며, 불안이나 어쩔 줄 모르는 기분이 가라앉게 된다. 대화의 내용은 노인이 즐거웠을 때나 자랑스러웠던 시기에 초점을 맞추도록 한다. 이때 주의해야 할 점은 '요즘이라면 …… 할 텐데' 혹은 '나라면 이렇게 했을 텐데' 라고 화제를 현재 시점으로 돌리지 말아야 한다.

는 것이다. 늘 "잘 하셨네요." "고맙습니다."라고 공감하는 것이 무엇보다도 중요하다.

(13) 강한 인내심을 가지고 유연성 있는 태도로 접촉한다

치매 노인의 언행은 시간에 따라서 수시로 변할 수 있다. 언제나 아무것도 이해하지 못한다고 생각하지 말고 걸맞게 끈기를 가지고 유연성 있는 접근 방법으로 간호하는 것이 중요하다.

레이건 전 미국 대통령

로널드 레이건 전 미국 대통령은 1994년 11월 자신이 알츠하이머 치매로 진단 받았다고 발표했다. 그는 알츠하이머 치매에 대한 인식이 높아지기를 기대했다. 이 병의 치료 방법을 찾기 위해 그의 아내인 낸시와 국립 알츠하이머 재단과 함께 로날드 낸시 레이건 연구소(Ronald and Reagan Research Institute)를 1995년에 창설했다. 레이건 전 대통령은 10년간의 투병 생활 끝에 2004년 6월 6일, 63세를 일기로 타계했다. 다음은 로날드 레이건이 미국 국민들에게 자신이 알츠하이머 치매로 진단 받은 것을 알리는 담화문이다.

진애하는 미국인 여러분

나는 최근에 내가 알츠하이머 병에 걸린 수백만 명의 미국인 가운데 한 명이 되었다는 사실을 듣게 되었습니다.

이 소식을 접하고, 아내 낸시와 나는 이 사실을 개인적인 비밀로 할 것인지 아니면 여러 사람들에게 알릴 것인지 결정을 내려야만 했습니다.

예전에, 낸시는 유방암을 앓은 적이 있었고, 나는 암 수술을 받았습니다. 이를 세상에 알림으로써 암에 대한 일반인들의 관심을 높일 수 있었습니다. 우리 부부는 더 많은 분들이 검사를 받게 되는 것을 보고 기뻤습니다. 암을 초기

에 치료해 정상으로 돌아가서 행복한 삶을 누릴 수 있게 되었기 때문입니다.

그래서 지금, 우리 부부는 여러분들과 경험을 나누는 것이 중요하다고 생각합니다. 내가 알츠하이머 병에 걸렸다는 사실을 알림으로써 이 병에 대한 일반인들의 관심이 늘어나기를 진심으로 바랍니다. 이를 통해서 알츠하이머 병으로 고생하는 환자와 가족들에 대한 이해를 높일 수 있을 것입니다.

아직까지는 몸이 괜찮다고 생각됩니다. 이 땅 위에서 신이 나에게 부여한 여생을 지금까지 항상 해 온 일들을 하면서 지낼 것입니다. 내 인생의 여정을 사랑하는 낸시와 가족들과 같이 할 것입니다. 친구들과 지지자들과도 함께 할 계획을 가지고 있습니다.

불행하게도, 내가 앓고 있는 알츠하이머 병이 점차 심해지면 가족들이 힘든 고통을 겪게 될 것입니다. 나의 유일한 소망은 알츠하이머 병 진행으로 인한 고통을 아내 낸시가 겪지 않는 방법이 있었으면 하는 것입니다. 하지만, 그때가 오게 된다면, 여러분의 도움으로 낸시가 믿음과 용기를 가지고 굳게 맞설 수 있으리라고 믿습니다.

마지막으로, 이 나라의 대통령으로 일할 수 있는 큰 영광을 준 미국 국민들께 감사를 드리고 싶습니다. 언제일지는 모르지만, 신이 나를 부를 때, 나는 조국에 대한 큰 사랑과 조국의 미래에 대한 영원한 희망을 가지고 떠날 것입니다.

이제 내 인생 황혼기의 새로운 여행을 시작합니다. 조국의 앞날에는 항상 밝은 아침이 계속될 것을 믿습니다.

감사합니다. 여러분
로널드 레이건

자료: Announcement of Alzheimer's Disease
November 5, 1994
CNN.com
http://edition.cnn.com/SPECIALS/2004/reagan/stories/speech.archive/alzheimer.an/nouncement.html

알츠하이머 치매 극복 사례

72세 여자 어르신이 남편과 함께 신경정신과 외래를 방문하였습니다. 어르신은 3년 전부터 건망증이 심해지기 시작했는데, 처음에는 나이가 들어서 그러려니 생각했다고 합니다. 집안일을 하거나 노인복지관에 가서 다른 어르신들과 생활하는 데에도 지장이 없었습니다. 다만, 물건을 놓고 어디에 두었는지 몰라서 찾는 일이 자주 있었고, 음식을 가스레인지에 올려놓고 잊어버려서 태우는 일이 많아졌습니다. 차츰 기억력이 떨어져서 조금 생활에 불편을 느끼는 정도가 되었습니다. 남편이 보기에도 예전보다 기억력이 떨어져 보이기는 했지만 역시 나이가 들어서 그러려니 했습니다.

1년 전부터는 눈에 띄게 기억력이 떨어지기 시작했습니다. 방금 했던 말을 잊어버리고 반복해서 말해서 남편이 답답하게 생각한 적이 여러 번 있었습니다. 예전만큼 식사 준비나 집안일 처리가 빠르지 못하고 음식도 간이 잘 맞지 않았습니다. 어느 날은 비가 내려 우산을 가지고 복지관에 가야 하는데 우산이라는 단어가 생각나지 않아서 남편에게 한참을 설명하는 일이 있었습니다. 남편도 분명하게 이상이 있다는 것을 느끼고 자식들에게 말했지만, 가끔 찾아오는 자식들은 어르신이 이상이 있다는 것을 잘 알아채지 못했습니다.

3개월 전부터는 이전과는 다른 증상이 나타나기 시작했습니다. 내 물건들을 누가 훔쳐 간다면서 소지품들을 장롱에 감추어 두고, 감추어 둔 소지품들을 찾지 못해 누가 훔쳐 갔다고 소리를 질렀습니다. 이전과는 다르게 눈빛이 날카로워지고, 이야기를 해도 귀담아 듣지 않았습니다. 밤에는 잠 잘을 이루지 못하고 혼자 중얼거리는 모습을 남편이 보게 되었습니다. 남편은 어르신의 모습에 무척 놀랐다고 합니다.

외래를 방문했을 때 어르신은 여기가 병원이라는 사실은 알고 있었으나 지금이 오전인지 오후인지는 혼동하고 있었습니다. 기억력 검사를 하였는데 기억력이 같은 나이와 교육수준을 가진 노인에 비해서 크게 저하되어 있었습니다. 이에 비해서 사지에 마비되거나 감각이 떨어진 부분은 없었습니다. 또한, 자신의 물건을 누가 가져간다고 굳게 믿고 있었으나 누구인지 물으면 대답을 하지 못했습니다.

의사는 어르신께 뇌 자기공명영상 촬영을 해볼 것을 권유하였습니다. 자기공명영상은 뇌를 단층 촬영하여 내부를 자세히 볼 수 있게 해주는 검사입니다. 자기공명영상에서 뇌가 위축되어 쪼그라들어 있는 것을 관찰할 수 있었습니다. 하지만 뇌 속에 피가 고였거나 뇌경색이 온 흔적은 찾을 수 없었습니다. 의사는 어르신을 알츠하이머 치매로 진단했습니다.

의사는 어르신께 상담치료를 하고 두 가지 종류의 약물을 처방하였습니다. 아침에 먹는 약은 기억력에 도움이 되는 약이고 자기 전에 먹는 약은 의심하는 증상을 줄이는 약이라고 남편에게 설명하였습니다. 약을 복용하면서 의심하는 증상이 사라지고 잠을 잘 자기 시작했습니다. 예전보다 눈빛도 부드러워졌습니다. 하지만 기억력이 떨어진 것은 여전했습니다.

남편은 어르신에게 오늘이 무슨 요일인지 지금이 몇 시인지 매일 알려 주었습니다. 어르신은 집밖으로 나가기 싫어했지만 남편이 권유해서 예전부터 다니던 노인 복지관과 교회에 같이 나갔습니다. 어르신에게 TV 드라마나 신문을 보도록 하고 매일 같이 이야기를 나누었습니다. 이사를 할 예정이었지만 새로운 환경으로 바뀌면 어르신의 증상이 나빠질 수 있기 때문에 그만두었습니다. 아침저녁으로 약 먹는 것은 남편이 매일 챙기고 약을 다 먹었는지 확인하였습니다. 신경정신과 외래에 한 달에 한 번씩 방문해서 약물을 조절하고 상담을 받았습니다. 이러한 노력으로 어르신은 의심하는 증상이 사라졌을 뿐 아니라, 예전보다 기억력이 조금 나아지고, 복지관에서 다른 노인들과 어울릴 수 있게 되었습니다.

주 의심하는 증상은 알츠하이머 치매에서 흔히 동반되는 정신 및 행동심리 증상의 하나입니다. 치료가 가능한 증상이며 자연적으로 호전되는 경우가 드물기 때문에 병원을 방문하여 치료를 받는 것이 중요합니다.

5. 혈관성 치매

1) 원인

혈관성 치매는 뇌에 혈액을 공급하는 혈관에 이상이 생겨서 뇌가 제대로 기능을 하지 못해 생긴다. 뇌혈관에 이상이 생겨서 몸의 반신이 마비되는 경우를 흔히 '중풍'이라고 부르는데 이때 혈관성 치매가 동반되는 경우가 많다. '중풍'은 현대의학에서는 뇌졸중이라고 부른다. 뇌졸중에는 혈관이 터져서 뇌 속에 피가 고이는 뇌출혈과 뇌혈관이 막혀서 피가 흐르지 못해 생기는 뇌경색이 있다. 두 가지 모두 치매를 일으킬 수 있지만 뇌경색으로 인한 혈관성 치매가 더욱 흔하다. 단 한 차례의 뇌졸중으로도 치매가 올 수 있지만, 가벼운 뇌졸중이 여러 차례 재발하여 치매 증상이 생기는 경우가 더 흔하다. 여러 개의 자그마한 뇌경색들이 중첩되어 치매 증상을 일으키는 경우가 많다. 혈관성 치매는 초기에 진단하여 치료하면 병의 진행과 악화를 막을 수 있으며 예방이 가능하고 치료를 통해 호전될 수 있기 때문에 정확히 진단을 받는 것이 중요하다.

2) 증상

증상은 알츠하이머 치매와 다소 차이가 있는데, 비교적 갑작스럽게 발생하는 것이 중요한 차이점이다. 기억력이 저하되기 시작한 날짜를 알 수 있는 경우도 있고, 어느 날의 기억이 사라져 버린 경우도 있다. 서서히 발생하는 알츠하이머 치매와 큰 차이가 있다. 또한 증상이 좀 심한 날이 있고 좀 나은 날이 있어서 변동을 보인다. 특징적으로 해가 질 무렵부터 악화되어 낮에 비해 밤이 되면 더 심해진다. 뇌졸중이 같이 동반되는 경우가 많아서 팔다리의 마비나 감각이상이 나타나기도 한다. 문제가 생긴 혈관의 위치에 따라 여러 종류의 실어증도 나타날 수 있다.

예를 들어, 어눌한 말투와 간단한 단어만으로 의사소통을 하지만 상대방의 말은 이해할 수 있는 실어증이 나타날 수 있다. 이런 형태의 실어증이 올 때에는 몸의 반신에 마비가 동반되는 경우를 자주 볼 수 있다. 또한 반대로 상대방의 말을 이해하지 못하고 계속해서 자신의 말만하는 실어증도 있을 수 있다. 말이 어눌해지거나 걸음걸이가 이상해지는 일이 갑자기 발생하기도 한다. 안면 마비가 오거나 음식물을 삼키기 힘든 경우도 있다. 우울증이 동반되어 의욕이 없고 아무 일도 하기 싫어하는 경우가 있는 반면에, 불안 초조, 안절부절하는 경우가 있다. 성격이 변해서 사소한 일에도 화를 내거나 짜증을 내기도 한다. 이러한 정신증상의 동반은 뇌에 문제가 생긴 부분과 관련이 있다.

3) 진단

진단을 위해서는 자세한 문진과 신체검사, 신경학적 검사, 기억력

검사 등을 해야 한다. 또한 뇌 영상 촬영을 하여 종합적으로 진단해야 한다. 자기공명영상이나 뇌혈관 영상을 해 보면 뇌 조직 및 혈관의 이상이 발견된다. 자기공명영상에서 뇌실 주위 및 뇌 곳곳에 흰색의 뇌 경색 소견을 볼 수 있다.

4) 예방

혈관성 치매는 예방이 매우 중요하다. 예방은 뇌졸중, 즉 '중풍'을 예방하는 것과 동일하다. 특히 뇌졸중을 한 번 경험했던 경우에는 예방에 더욱 신경써야 한다. 혈관성 치매의 예방 및 치료에 아스피린 등의 항혈소판제 또는 항응고제가 도움이 된다. 약물을 복용하면 혈전이 생기는 것을 막아주어 혈관이 더 막히는 것을 예방하게 된다.

① 만성 심혈관계 질환을 잘 조절한다

고혈압, 당뇨병, 심근경색, 부정맥, 고지혈증이 있는 경우에 잘 조절해야 한다.

② 정상 체중을 유지하도록 한다

식사 관리를 해야 한다. 음식을 골고루 들어 건강에 필요한 영양소를 고루 섭취하도록 한다. 염분이 많은 음식은 고혈압이나 심장 또는 신장 질환을 가지고 있는 사람에게는 해롭다. 당뇨를 가지고 있는 사람은 탄수화물을 피하고 열량 섭취를 제한해야 한다. 고지혈증을 가지고 있는

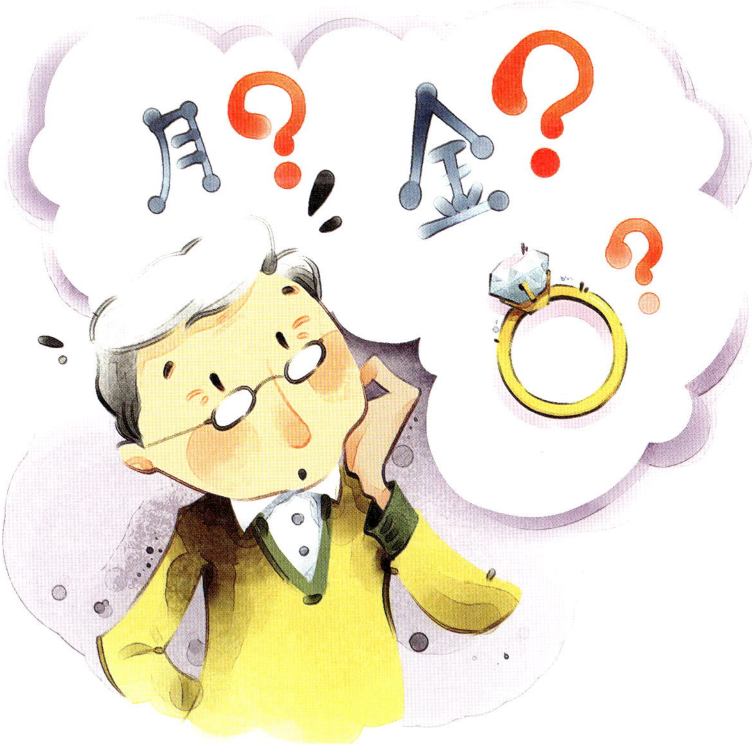

사람은 콜레스테롤이 많이 들어 있는 음식을 피해야 한다.

③ 추운 날씨를 조심한다

추운 온도에 노출이 되면 뇌경색이 일어나기 쉽다.

④ 변비를 피한다

혈압이 높은 사람이 대변을 보기 위하여 힘을 쓰다가 뇌졸중을 일으키기 쉽다.

⑤ 음주, 담배, 카페인 등을 삼가도록 한다

음주는 과도할 경우 직접적으로 인지기능을 저하시켜 알코올성 치매를 일으킬 수 있다. 담배는 심폐기능을 저하시키며 심근경색이나 뇌경색의 중요한 원인이다.

6. 기타 치매

1) 파킨슨 병 치매

파킨슨 병은 몸이 떨리고 근육이 굳어지며, 몸동작이 느려지면서 자세의 불안정을 보이는 신경질환이다. 주로 가만히 있을 때 떨림이 심하며 움직일 때는 감소하는 특징을 보인다. 떨리는 모습을 보면 마치 손으로 돈을 세는 것처럼 엄지와 검지가 움직인다. 표정이 없고 마치 가면을 쓴 것처럼 보인다. 걸음걸이가 특히 이상을 보이는데, 보폭이 작고 발을 질질 끌면서 앞으로 넘어질 듯이 종종걸음을 걷는 것이 특징이다.

파킨슨 병이 진행하면 알츠하이머 치매와 유사한 증상을 나타내는데, 차이점은 알츠하이머 치매에서 기억, 언어, 지남력에서 좀더 심한 장애를 나타내는 데 반해서, 파킨슨 병의 치매에서는 행동이나 사고가 매우 느려진다는 차이가 있다.

2) 루이체 치매

알츠하이머 치매와 유사한 증상과 파킨슨 증상이 동시에 나타나는 치매인데, 환시로 인해 헛것을 본다는 것과 증상의 변동이 심하다는 특징이 있다. 루이체 치매가 있는 노인들은 항정신병약물을 쓰면 갑자기 악화될 수 있으므로 약물의 사용에 유의해야 한다.

3) 전두 · 측두엽치매

난폭하고 공격적인 양상을 나타내는 경우도 있고, 말이 없어지는 경우도 흔하다. 뇌에 병변이 발생하는 위치에 따라서 증상이 달리 발생

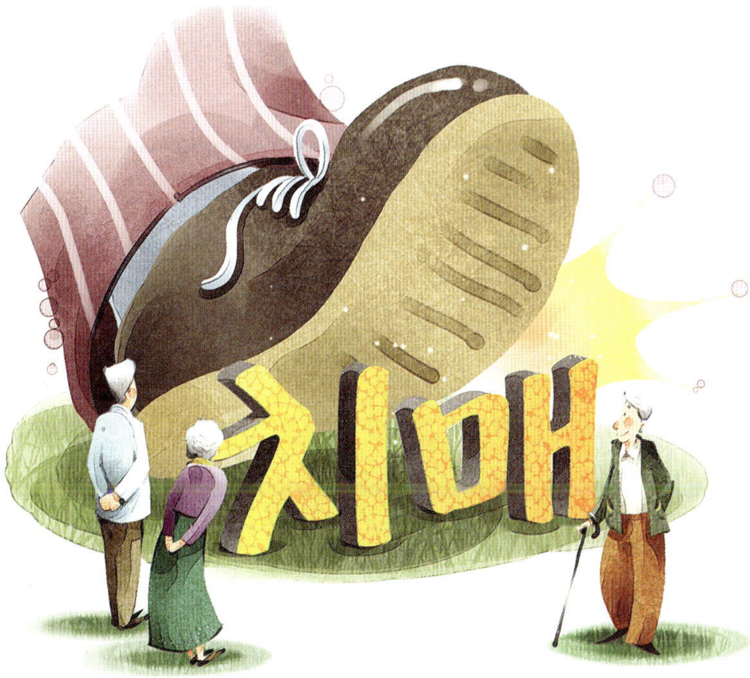

하는데, 알츠하이머 치매보다는 젊은 나이에 발병하는 경우가 많다. 기억력장애도 오지만 감정과 행동의 장애가 눈에 띈다. 무용증, 무력증, 충동성 등의 증상을 보이며 인격의 변화가 뚜렷하다. 병의 경과가 빠르고 치료도 알츠하이머 치매보다 어렵다.

5 수면장애

삶의 3분의 1이나 되는 잠은 평소에는 아무런 자각 없이 밤이 되면 저절로 자게 된다. 밥 먹는 것, 화장실에 가는 것처럼 자연스러운 일상인 것이다. 하지만 일단 잠을 자는 것에 문제가 생기게 되면 그때서야 잠의 중요성을 알게 된다.

1. 노년기의 수면 변화

잠은 여러 가지 다양한 신체적, 정신적인 조화에 의해 이루어지며, 뇌기능, 호흡, 심장기능, 근육 긴장도, 체온, 호르몬 분비, 혈압 등 다양한 생리적 변화와 관련이 있다. 따라서 나이에 따라 일어나는 다양한 신체적 변화에 의해 잠은 일생에 걸쳐 그 양상이 변화하게 된다. 나

이를 먹어감에 따라 깊은 잠이 점진적으로 감소하며, 수면단계의 이동이 많아지면서 자주 깨게 된다. 일단 잠에서 깨게 되면 다시 잠이 들 때까지의 시간도 젊은 사람에 비해 4배 정도 더 길어져서, 잠자리에 누워 있는 시간은 많지만 실제로 깊은 잠을 자는 시간은 줄어들게 된다. 제대로 잠을 이루지 못하게 되면 낮잠을 자주 자게 되는데 노인들이 낮에 잘 조는 이유이기도 하다. 수면의 질이 떨어짐은 말할 것도 없다. 나이에 따라 수면 요구량이 적어진다고 하나 연구결과에 따라 차이가 있다. 다만 수면을 충분히 취하지 못한 다음의 반응이 젊은이들에 비해 크지 않은 것은 사실이다.

노인에서 흔한 수면의 문제들은 불면증, 치매에 의한 이차적 수면장애, 수면무호흡증, 주기적 사지운동증, 하지불안증후군, 렘수면장애 등이다. 노인에서의 불면증은 잠이 잘 오지 않고, 잠을 자더라도 자주 깨며, 잠을 깬 후에는 다시 잠들기가 힘들고, 새벽에 너무 일찍 깨는 양상으로 많이 나타난다. 수면 무호흡증은 코를 심하게 골면서, 일정 시간 동안 숨을 쉬지 않고, 이후 한꺼번에 내쉬는 모습으로 나타나는데, 비만인 사람에게 흔하며, 고혈압이나, 심장질환이 있는 환자에게 위험할 수 있다. 하지불안증후군은 밤에 잠을 잘 때 다리가 저리고, 아프거나, 이상한 감각(벌레가 기어가는 느낌)으로 인해 잠을 잘 수가 없다고 호소한다. 주기적 사지운동증은 수면중, 자신도 모르게, 다리를 주기적으로 차다가 잠에서 깨고, 아침에 일어나면 잠자리가 많이 헝클어져 있다. 렘수면 장애는 자는 동안 자신도 모르게 팔다리를 심하게 움직이고, 심한 경우는 자다가 옆 사람을 차거나, 때리는 경우도 있다.

2. 불면증

우리나라의 경우 성인 3명 중 1명이 평생에 한 번은 불면증을 경험하고 10명 중 1명은 6개월 이상 지속적으로 불면증에 시달리고 있다고 한다.

1) 진단 기준

잠을 다른 사람보다 적게 잔다고 해서 다 불면증이라고 할 수 없고 잠을 오래 잔다고 해서 불면증이 아닌 것도 아니다. 자신에게 필요한 수면 시간은 사람에 따라 다르기 때문에, 불면증이란 스스로 느끼기에 부족하거나 부적절하다고 느끼는 수면을 말한다. 노인이 되면 수면의 요구량이 정상적으로 감소하는 것인지에 대한 연구가 많이 진행되고 있지만 노인에서 정말 얼마나 자는 것이 정상인지는 알려져 있지 않다. 다만 주관적으로 느끼는 만족감이라든지 수면으로 인해 생활의 기능에 미치는 영향이 있는지 없는지 여부에 따라 결정할 수 있다. 대체로 쉽게 잠을 이루지 못해서 자는 데 30분 이상이 걸린다거나, 하룻밤에 자다 깨다 하는 일이 다섯 번 이상이거나, 이른 새벽에 잠에서 깨어 다시 잠을 이루지 못하는 것이 1주일에 2~3회 이상일 경우, 그래서 깊은 수면에 이르지 못해 자도 잔 것 같지 않을 경우 불면증이라고 본다.

깊이 자긴 하는데 다만 잠들기만 힘들다거나 아침에 너무 일찍 깨어나는 사람들이 있는데 이는 자는 것과 깨는 것에 문제가 생겨 일어나는 증상이므로 불면증이라고는 말할 수 없다.

2) 불면증의 원인

불면증이 3~4주 이상 지속될 때 만성불면증이라고 한다. 이전에 수면장애가 없었던 사람들에서도 신체적 질병, 입원, 심리적 불안 요인, 약물, 시차 부적응 등과 같은 촉발인자들에 의해서 일시적인 불면증이

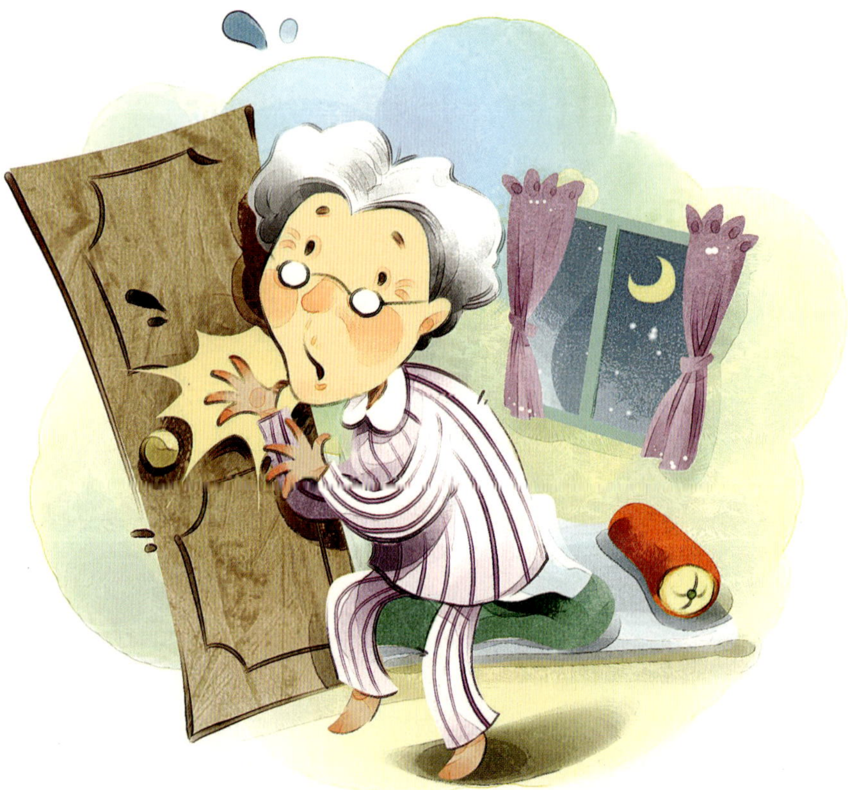

발생되는 경우가 흔하다. 만성 불면증의 경우는 이러한 요인들이 반복적 또는 지속적으로 유지될 때 나타나게 된다.

(1) 심리적 요인

부부싸움이나 인간관계의 갈등, 재산 문제 등의 고민으로 잠을 이루지 못하는 것처럼 여러 가지 스트레스 요인에 의해서 긴장하거나 화가 날 때면 잠을 이루지 못한다. 이런 경우 보통 며칠에서 몇 주 정도, 일시적인 불면증이 나타나게 되며 대개의 경우 스트레스의 원인이 해소되면 자연스럽게 없어지게 된다.

사람들은 불면증이 지속되기 시작하면 잠들 수 없다는 사실에 대해 걱정하게 되는데 바로 이 걱정하는 습관이 생겨서 더 잠을 못자는, 즉 학습된 불면증이 생기게 된다. 평소 얕은 잠을 자던 사람이나 선천적으로 잠들고 깨는 구조가 약한 사람의 경우에 이러한 불면증을 쉽게 경험하게 되는데 일시적인 불면 증상을 경험한 후 또 잠이 안 오면 어쩌나 하는 걱정에 사로잡혀 불면의 악순환이 이어지게 되는 것이다. 잠을 자야겠다는 노력과 강박관념이 오히려 자율신경을 더욱 흥분시키기 때문이다. 잠이 안 오는 상태에서 자려고 애를 쓰면서 잠자리에 누워 있는 것 자체가 불면을 야기하는 것이다. 더 구체적으로 말하자면 잠자리 자체가 불면이라는 생각과 연관되어 잠자리에 들기만 하면 정신이 더 말똥말똥해지는 것이다.

(2) 정신–사회적 요인

나이가 들면서 나타나는 여러 가지의 사회적, 환경적인 변화가 있다. 배우자의 죽음, 은퇴, 생활의 변화, 활동부족으로 인해 오래 누워 있는 것, 병원이나 요양시설에 수용되는 것과 같은 정신사회적인 요인도 중요한 수면장애 유발 요인이다. 활동이 줄거나 낮에 침대에 누워 있는 시간이 증가하고 결과적으로 집밖의 햇빛에 노출되는 정도가 저하됨으로써 수면의 문제가 일어나기도 한다. 적절한 양의 햇볕을 쪼이는 것이 수면에 도움이 된다.

(3) 담배 · 술 · 커피

어느 한도 이상의 니코틴은 중추신경계를 자극해 만성 불면을 초래한다. 만성 흡연자들에서 금연 후 수면의 질이 좋아지는 것을 흔히 볼 수 있다. 술을 마시는 것은 잠이 들 때 도움이 되지만 자주 마시게 되면 수면 유도 효과도 떨어진다. 오히려 잠에서 자주 깨거나 중간에 깨어 오랫동안 잠이 들지 못하는 수면 유지기 불면증, 그리고 아침에 너무 일찍 깨어나는 수면 말기 불면을 유발한다. 잠의 질이 나빠지고 꿈을 많이 꾸는 것도 술의 영향이다. 카페인은 강력한 각성제이므로 오후 4시 이후의 커피는 삼가하는 것이 좋다. 특히 노년기에 카페인에 대한 각성 반응이 높아진다는 보고가 있다.

(4) 각종 질병요인

수면에 영향을 미치는 신체적 질병 요인으로는 야뇨, 두통, 위장질환, 기관지 질환, 심폐혈관계장애, 당뇨, 폐경기 증후군, 그리고 만성 동통과 같은 질환들이 대표적이다. 나이가 들면서 나타나는 자율신경계의 부조화로 인하여 수면이상이 생기기도 한다. 인지기능의 변화나 우울증 등의 여러 정신질환 등도 영향을 미쳐 새로 불면증이 생기기도 한다. 특히 우울증 환자의 90% 이상에서 수면의 이상을 보인다.

3) 올바른 수면 습관

올바른 수면 습관이 불면을 치료하는 가장 좋은 방법이다.

첫째, 침실은 잠자는 곳으로만 사용하자. 우리나라 문화에서는 잠을 자는 방에서 밥도 먹고 책을 보기도 하며 텔레비전을 보기도 한다. 이런 경우 침실에 가면 잠을 잔다는 생각이 적어져서, 잠을 자러 들어가서 오히려 수면에 방해가 되는 다른 행동들을 하게 되는 수가 많다. 따라서 침실을 잠자는 공간으로만 사용해야 침실로 들어가는 순간 다른 것들을 잊어버리게 되며 잠을 청하게 되는 것이다. 마치 식당에 들어가면 식욕이 솟는 것처럼 침실에 들어가기만 하면 잠이 오게 하는 것이다.

둘째, 잘 시간 외에는 잠자리에 들지 말자. 평소에 자는 시간만큼만 침실에 있도록 한다. 잠자리에 든 지 20분 이상 잠이 들지 않으면 아

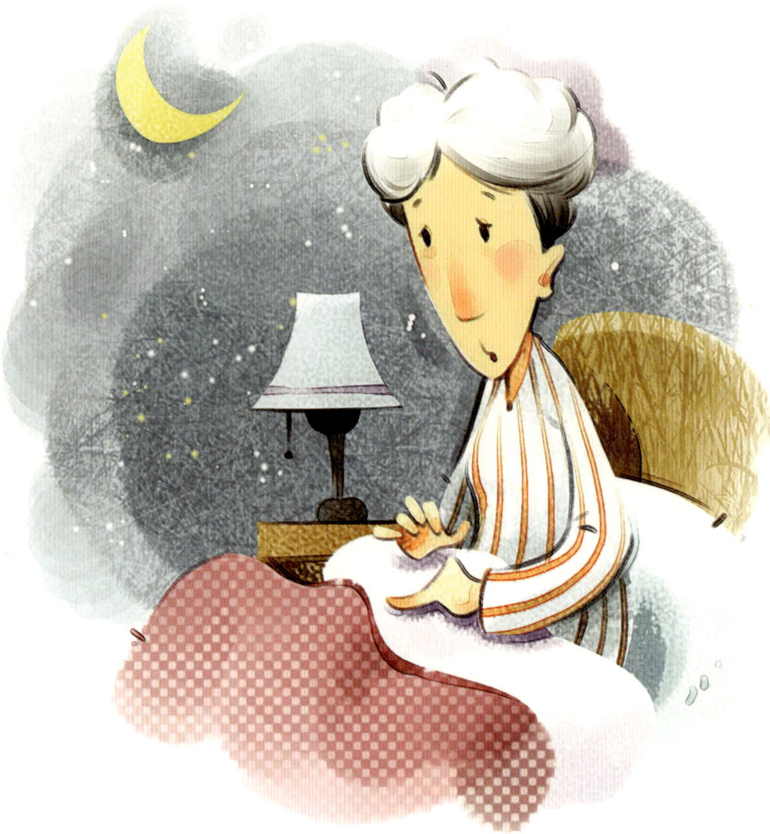

에 침실에서 나가서 가볍게 몸을 움직였다가 나중에 다시 들어오는 것도 수면을 위해 좋은 방법이다.

셋째, 잠이 든 시간과 상관없이 일정한 시간에 일어나자. 우리 몸 속의 생물학적 시계를 제대로 돌아가게끔 하는 가장 강력한 자극이 바로 일정한 시간에 기상하는 것이기 때문이다. 늦게 잤더라도 일정한 시간에 일어나면 자는 시간에 수면을 잘 취할 수 있다.

넷째, 너무 배가 고프면 잠이 잘 오지 않는다. 잠을 자기 위해서는 몸이 최대한 이완되어 있어야 하는데 속이 비면 위장이 긴장된 상태가 되기 때문이다. 수면직전에 다량의 음식물 섭취를 하는 것도 수면에 방해가 된다. 잠이 드는 데 도움이 되는 트립토판이라는 물질이 든 두부, 계란, 우유, 바나나 등을 잠이 들기 1~2시간 전에 적당량 먹는 것도 좋다.

다섯째, 잠들기 직전에 힘든 운동을 하지 말자. 운동을 하는 것은 자율신경을 흥분시키므로 잠자기 직전에 하는 운동은 수면을 방해할 수 있다. 그러나 잠들기 5~6시간 전 간단한 운동을 하는 것은 숙면에 도움이 된다. 체온이 떨어질 때 졸음이 오는데 운동을 하면 체온이 오르고 5~6시간이 지나야 다시 떨어지기 때문이다.

여섯째, 낮잠을 자지 말자. 낮잠을 자는 사람의 약 80%가 밤에 잠을 잘 못 잔다는 통계가 있다. 생체 주기가 깨지기 때문이다. 그러나 굳이 낮잠을 자야겠다면 정오나 점심 식사 직후에 30분이 넘지 않는 범위가 좋겠다. 또 편안한 의자에서 눈감고 쉬는 것은 가수면 상태로 잠과 같은 효과를 얻을 수 있다.

일곱째, 카페인을 줄이자. 커피, 콜라, 초콜릿, 홍차, 녹차 등 카페인이 많은 음식과 음료를 잠들기 전에 먹으면 잠이 쉽게 들지 못한다. 더구나 카페인의 영향은 8~14시간 동안 이어지므로 수면에 문제가 있다면 피하는 것이 좋다.

앞의 몇 가지 방법만으로 일시적인 불면증은 대부분 호전된다. 하지만 만성적인 불면증의 경우 치료를 요하는 경우가 많다. 불면증 환자들은 원인 치료보다는 마구잡이로 흔히 사서 먹을 수 있는 수면제의 유혹에 빠지기 쉽다. 그러나 전문적인 지식 없이 수면제를 자주 복용하면 점차 내성이 생겨서 더 많은 약을 먹어야만 하는 경우가 생긴다. 그리고 수면제를 끊으면 다시 잠을 못 자고 불면의 악순환이 계속된다. 물론 불면증을 치료하는 데 약물요법이 쓰이기도 한다. 이때 쓰는 약물은 개개인에 맞게 처방되는 것이므로 남이 어떤 약을 먹어서 불면증을 치료했다고 함부로 그 약을 복용하지 말고 의사의 전문적 처방에 따라야 한다.

3. 수면 무호흡증

1) 코골이와 수면 무호흡증

나이가 들면 입천장과 목구멍 뒤쪽에 있는 근육의 수축력이 약해져서 늘어지기 때문에 노화의 증상으로 코골이가 나타난다. 보통 30대에는 10~15%가 코를 골지만 60대가 되면 50%가 코를 골게 된다. 코를 심하게 고는 사람에겐 폐쇄성 수면무호흡증이 동반되는 경우가 많다. 폐쇄성 수면무호흡증이란 공기의 통로가 일시적으로 막혀 숨을 쉬지 못하는 현상이다. 코를 고는 사람들이 갑자기 '컥컥' 하며 숨이 막혀 한동안 숨을 쉬지 않다가 갑자기 '후' 하고 숨을 몰아쉬는 것을 말한다. 코를 고는 사람의 5~10%에서 나타난다. 1시간 동안 5회 이상 수면무호흡이 일어나거나, 하룻밤 동안 30회 이상 일어날 때 폐쇄성

무호흡증진단을 내린다. 심한 사람은 하룻밤에 수백 번 이런 증세가 나타나기도 한다. 고혈압, 뇌졸중의 원인이 될 수도 있고, 밤에 충분히 자고도 낮에 계속 졸리는 수면과다증을 유발한다.

2) 수면 무호흡증의 위험성

코골이와 더불어 수면무호흡증이 있는 사람은 스스로 의식하지는 못하지만 잠자는 동안 자주 깨어나게 된다. 하룻밤에 300번 무호흡이 있는 환자라면, 거의 300번 정도 잠에서 깨어났을 확률이 높다. 심한 코골이나 무호흡증의 경우 뇌에 산소가 충분히 공급되지 못하기 때문에 숙면에 지장을 주고 자고 나도 개운하지 않고 머리가 무겁게 느껴진다. 잠자는 시간과 관계없이 항상 잠이 부족하며 자리에 앉기만 하면 졸게 되는 만성 피로감에 시달려 일의 집중력과 성취도가 떨어진다. 특히 코를 많이 고는 사람이 운전중에 교통사고를 낼 확률은 정상인의 3~10배에 달한다고 한다. 수면 무호흡증은 대개 매일 반복되고 치료를 하지 않을 경우 수십 년 이상 수면장애와 저산소증 그리고 심폐혈관의 부담이 지속되므로 이에 따른 부수증상과 합병증을 일으킨다. 기억력 감퇴뿐 아니라 우울 증상이 동반될 수 있으며 장기간 지속될 경우에는 신체 내에 산소부족으로 심장병과 뇌졸중 등을 일으킬 수도 있다.

3) 수면 무호흡증 치료

수면다원검사 등으로 정확한 진단을 하는 것이 중요하다. 검사결과에 따라 의사는 수술할 것인지, 각종 보조기구를 이용해 치료할 것인지를 결정할 수 있다.

증상이 가벼운 경우에는 비만을 줄이고 정상체중을 유지하고 규칙적인 운동으로 폐의 활동력을 강화시키는 것이 좋다. 수면 3시간 전후로는 과식 및 과음을 피하고 똑바로 눕지 말고 옆으로 누워 자고 베개는 될 수 있는 한 낮은 것을 사용하는 것이 좋다. 무호흡 상태를 악화시킬 수 있는 술이나 진정제의 사용을 피하는 것도 중요하다.

4. 수면시 다리 움직임

옆에서 자는 사람이 잠을 자다가 사지, 주로 다리를 주기적으로 툭툭 차는 등의 행동을 보이면 주기성사지운동증을 의심해 볼 수 있다. 나이가 들면서 증가하는데 60세 이상 노인의 34%에서 나타난다고 하니 생각보다 많은 증상이다. 주기성사지운동증과 하지불편증후군은 노인 불면증 원인의 20~30%를 차지한다. 특히 이러한 증상을 많이 야기하는 질병들이 있는데 요독증이나 그 밖의 대사 장애, 빈혈, 당뇨병, 야간 간질, 말초성신경염, 섬유근염, 헌팅톤씨 병, 기면병 등의 질환이나 여러 가지 약물 등을 투여하고 있는 노인들의 경우에 더 쉽게 나타난다. 이런 증상을 가지고 있는 사람들은 불면증 또는 주간 졸림을 호소한다. 수면중에는 반복적으로 다리를 차듯이 움직이고 그런 후에 부분적으로 잠을 깨는 경우가 흔하지만 자신이 사지를 움직였다는 사실을 스스로 알지는 못한다. 따라서 환자들은 주로 깬다거나 아침에 개운하지 않다거나 낮에 자주 졸린다며 병원을 찾게 된다.

5. 잠들 때 다리에 쥐 나는 느낌

자려고 누웠을 때 장딴지의 깊은 곳에 벌레가 기어 다니는 듯한 불편감과, 다리를 움직이고 싶은 느낌 때문에 잠을 이루지 못하는 경우가 있다. 이런 증상을 하지불편증후군이라 한다. 이 때 다리를 주물러 주거나 일어나서 움직이면 증상이 소실되고 다시 자리에 누우면 증상이 생긴다. 다리의 이상한 감각은 통증, 불편감, 가려움, 벌레가 기어 다니는 느낌, 잡아당김, 저림 등과 같이 환자마다 다양하게 호소하기 때문에 주의를 요한다. 감각은 주로 발목과 무릎 사이에서 느껴지며 허벅지, 발바닥, 혹은 팔에서 느끼기도 한다. 흔히 양측성이지만 증상의 심한 정도나 횟수는 일정치 않고 드물게 한쪽으로만 편측성으로 나타나기도 한다. 야간의 잠자리에서 주로 나타나지만 주간에 운전할 때와 같이 오래 앉아 있는 경우에도 나타날 수 있다. 증상은 수분에서 수시간 지속된다. 환자는 불면을 호소하고 불안이나 우울증 또는 사회적 적응 장애를 보이기도 한다. 노인에서는 상당히 흔한 장애이나 30세 이하에서 매우 드물다. 65세 이후에는 10명 중 4명이 이증성을 갖는다. 여성에서 약간 더 많고 특히 이러한 증상을 많이 보이는 질환들이 있는데 요독증 환자의 15~20%, 류머티스 관절염 환자의 30%에서 나타난다고 알려져 있다. 잠자는 습관을 좋게 하고 증상을 악화시킬 수 있는 카페인 섭취와 음주를 하지 않도록 하는 것, 다리 마사지 등이 도움이 될 수 있으나 일차적인 치료는 약물치료이다. 하지만 정확하게 증상을 확인한 뒤 약물을 처방하는 것이 필요하다.

6. 심한 잠꼬대와 이상행동

남자가 여자보다 훨씬 많은 질환으로 의학적으로는 렘수면 행동장애라고 한다. 렘수면이란 특정 수면의 주기로서 이때에 꿈을 꾸고 사지의 움직임은 없어지는 상태가 유지된다. 꿈을 꾸면서도 실제로 움직임은 없는 것이다. 하지만 렘수면 행동장애의 경우, 정상적으로 움직일 수 없는 상태가 되어야 하는 렘수면 동안에 꿈을 꾸면서 움직일 수 있게 되는 것이다. 옆에서 자는 사람을 때리거나 침대에서 뛰어내리다 다치는 경우가 많은데 당시 꿈 속에서 격투를 벌이거나 도망가는 꿈의 내용을 보고하기도 한다. 따라서 주로 같이 자는 사람의 권유로 병원을 방문하게 된다. 자신과 같이 자는 사람의 신체적 위협이 가장 큰 문제이며 같이 자는 사람과 불화를 일으키기도 한다. 하지만 전반적인 수면 구조는 정상이며 나이에 비해 깊은 잠의 비율이 증가하므로 아침에 일어나 오히려 회복감을 느끼고 주간의 졸림을 느끼지 않는다. 약물로 치료의 반응은 좋은 편이나 투약을 중단하며 즉시 재발하는 경향이 있다. 추가적인 약물치료로 호전된다. 가장 중요한 것은 침실 환경을 안전하게 하는 것인데 예를 들어 위험한 물건들을 치우고 침대에서 떨어져도 다치지 않는 안전장치 등을 하는 것이다.

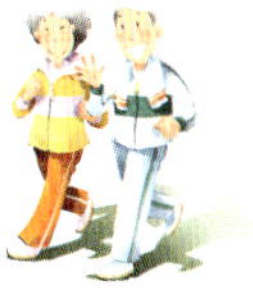

실천해야 할 일

1. 잘 시간 외에는 잠자리에 들지 말고, 낮잠을 자지 않는다.

2. 커피, 콜라, 초콜릿, 홍차, 녹차 등 카페인이 든 음료를 줄인다.

3. 침실은 잠자는 곳으로만 사용한다.

4. 잠을 자다가 자주 다리를 차거나 코를 심하게 골거나 잠꼬대를 하고 이상행동을 보이면 곧 전문가를 찾아서 치료 받도록 한다.

6 망상장애

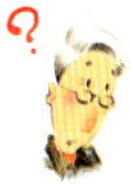

1. 증상

망상장애가 노년기에 비교적 흔하다. 정신분열병이 다양한 정신증상을 갖는 것과는 달리 한 가지의 망상 또는 한 가지 정도의 환각만 있을 뿐이다. 인지기능 장애도 없고 망상 이외의 다른 생활면에서의 장애는 없다. 망상은 여러 가지 양상으로 나타난다. 가장 흔한 형태는 피해망상이다. 환자들은 감시받고 있으며 누가 쫓아오고 죽이려 한다고 초조해지고 때때로 난폭해질 수도 있다. 어떤 환자들은 방에서 나오지 않고 은둔상태로 지내기도 한다. 또한 배우자의 외도를 의심하는 의부증, 의처증이 많다. 자신이 치명적인 질환에 걸렸다고 믿는 신체망상이 노인들에게 많이 발생하며, 다른 사람이나 동물, 가스, 전기, 또는 어떤 다른 힘이 문이나 천정, 벽, 또는 바닥을 통과하여 환자들에게 나쁜 영향을 미친다고 믿는 분할 망상도 흔한 편이다. 그러나 정신분열병의 망상처럼 복잡하고 체계적이지는 않다. 환칭, 환촉, 환후 등도 흔하게 나타나는 것으로 보고되고 있다. 예를 들어 이웃집에서 독가스 냄새가 스며든다며 코를 막고 있거나 동네 아이들이 욕하는 소리가 들린다고 하소연하기도 한다.

알츠하이머 치매의 초기 단계에서 망상이 다른 증상보다 먼저 나타날 수 있다. 아직 그 기전이 확실하지는 않으며 주로 피해망상이 흔하다. 이 경우는 유의한 신경인지기능상의 이상이 있으므로 망상장애와 감별할 수 있다.

2. 원인 및 위험인자

망상장애는 노인들의 주변 환경이 변화되었을 때 종종 나타나며 대인관계와 관련된 내용도 많다. 신체적 혹은 심리적인 스트레스 하에서 발생되기도 하는데 배우자의 사망, 실직, 은퇴, 사회적 고립, 재정적 곤란, 의학적 질환이나 수술, 시각 장애, 그리고 난청에 의해 유발될 수도 있다. 알코올이나 약물복용 혹은 국소적인 뇌의 병변과도 연관될 수 있고 특히 뇌종양의 초기 증상으로 나타날 수 있다.

일반 노인인구에서 망상을 지니고 있는 환자들의 유병률은 꽤 높은데 이 중 일부분만 망상장애 환자이다. 정신분열병이 남녀 간의 비율이 같은 데 비해 망상장애는 여성에서 약 2~3배가량 더 많다. 병전의 교육, 직업, 사회적응 등이 원만하지 못했다는 보고가 있다. 그러나 일반 정신분열병에 비해 비교적 병적 인격의 손상이 덜한 것은 사실이다.

3. 경과 및 치료

정신분열병에 비해 사고장애와 감정둔마는 상대적으로 경미하며 예후도 좋은 것으로 알려져 있다. 인지기능의 손상이 거의 없다는 점에서 치매와 다르며, 최후까지도 이병 자체만으로 치매가 되거나 지적기능의 장애를 유발하지는 않는다. 망상이나 환각이 심각하여 자해 또는 타해의 위험이 있으면 입원 치료를 해야 한다. 실제로 노인 정신병동 입원환자의 약 10%를 차지한다. 비교적 약물치료에 잘 반응한다. 항정신병 약물을 소량 투여해도 증상이 소실되는 경우가 많아 빨리 진단을 받고 치료를 시작해야한다. 환자의 주변 변화들을 잘 살펴보고 역기능적 환경을 개선해 주는 것도 중요하다.

돋보기

- 감정둔마　감수성이 무디어져서 감정을 느끼지 못하는 상태. 전반적인 경우와 부분적인 경우가 있다.

7 섬망(의식혼란)

섬망은 갑작스럽게 사람을 알아 보지 못하고 지금이 몇 시인지 여기가 어디인지 혼동하는 증상을 말하며, 잠을 자지 않고 횡설수설하며 밤을 새우는 경우가 많아서 가족들이 크게 놀라기도 한다.

섬망은 노인에게 아주 흔하게 볼 수 있는 증상으로 응급 입원을 하게 되는 경우가 많다. 또한 입원하고 있는 노인 중에는 이런 섬망 증상을 보이는 경우가 많은데 특히 심장수술이나 골절수술을 받은 후에 흔히 나타난다.

1. 빈도

섬망은 치매와는 달리 매우 급격하게 생기며, 어제까지 아무렇지도 않게 정상적인 생활하던 노인이 갑자기 중증 치매에 걸린 노인같이 급격히 악화된다. 입원한 노인 환자 중 10명 중 4명 정도가 섬망을 보인다고 한다. 중환자실에 입원한 환자 중에는 섬망을 보이는 노인이 더 흔해서 10명 중 8명까지 섬망이 발생한다고 한다. 집에 있는 경우에도 85세 이상의 노인에게는 10명 중 2명 정도에서 나타난다고 한다.

섬망은 저절로 좋아지는 경우가 많아서 대수롭지 않게 생각하는 경우가 많으나, 생명을 위협하는 심각한 질환을 암시하기도 한다. 섬망을 보이는 입원 환자의 사망률은 그렇지 않은 환자보다 매우 높다고 한다.

2. 특징

섬망에서는 의식장애라고 불리는 특징을 나타낸다. 섬망에 걸리는 동안은 마치 눈을 뜨고 꿈을 꾸고 있는 것처럼 몽롱한 상태가 되는데 정신을 똑바로 차리기가 힘들다. 어떤 일을 하는 것이 불가능하고 생각하는 속도도 매우 느려진다. 이때 판단력과 논리력이 매우 떨어져서 엉뚱한 결정을 내리거나 이상한 이야기를 하기도 한다.

과활동형 섬망과 저활동형 섬망으로 나눌 수 있다. 과활동형은 난폭하고 안절부절못하는 섬망이고 저활동형 섬망은 오히려 움직임이 없어지고 조용해진다. 노인에서는 저활동형이 더 흔하며 자세히 보지 않으면 모르고 넘어가는 수도 많다.

첫 증상은 주로 야간에 나타난다. 이유 없이 피곤하고 기분의 변덕이 심해서 울다가 웃다가 하고, 안절부절못하고 매우 불안 초조해진다. 잠을 거의 이루지 못하고 밤을 새우게 된다. 잠깐 잠이 들더라도 악몽에 시달리게 된다. 주간에는 과도하게 졸거나 잠을 자지만 야간에는 안절부절못하고 잠을 잘 자지 못한다. 대개 밤에 악화되는 경우가 많다.

피해망상이 생겨서 누가 나를 해치려 한다거나 집에 도둑이 침입했다고 하기도 한다. 특히 헛 것을 보기도 하는데 이를 환시라고 한다. 대개 야간에 환시가 나타나고 시간에 따른 기복을 보이는 경향이 있다. 기억장애도 흔히 나타나며, 나중에 물어보면 자신이 섬망 기간중에 했던 일을 거의 기억하지 못한다.

섬망 증상을 보이는 동안에는 지금이 낮인지 밤인지도 혼동하고 여기가 집인지 병원인지, 그리고 옆에 있는 가족이 누군지도 모를 수 있다. 특히, 시간을 잘 모르는 것이 섬망에 걸렸다는 중요한 판단 기준이 된다. 좋아질 때는 사람을 제일 먼저 알아 보고 그 다음에 장소, 시간 순으로 좋아진다.

기억력도 떨어지는데 치매와 마찬가지로 예전 기억은 잘 한다. 어제 무슨 일을 했는지 물어보면 전혀 대답을 못 하는 경우에도 고향이 어디냐고 물으면 정확한 대답을 들을 수 있다.

감정 및 정서가 매우 급격하여 무욕감, 우울, 공포, 분노 등의 다양한 감정을 보일 수 있으며, 대부분 심한 스트레스, 공포, 불안이 동반된다.

섬망은 원인이 다양하고 또 쉽게 생기는 사람이 있다. 그래서 치매 또는 복합적 요인을 가진 환자의 경우 단 한 차례의 수면제 복용과 같은 비교적 가벼운 자극으로도 섬망을 일으킬 수 있다. 반대로 비교적 섬망에 덜 취약한 환자의 경우에는 전신마취, 대수술, 항정신성 약물 같은 강한 요소에 노출될 때만 섬망을 일으키게 된다. 그래서 노인환자의 경우 단 하나의 원인을 제거하는 것만으로는 섬망을 쉽게 해결할 수 없다.

3. 진단

섬망은 심근경색, 감염, 호흡부전과 같은 심각한 질환의 전구 증상일 수도 있기 때문에, 섬망이 있는 노인은 반드시 병원에 가서 자세한 검사를 받아야 한다. 내과적 검사를 받아서 확인하는 것이 좋다. 병원에 갈 때에는 복용하고 있는 약물을 모두 조사해서 가지고 가고, 입원기록도 가져 가면 좋다. 현재 복용중인 모든 약물로 인해 갑작스러운 고열이 나거나 또는 경직, 마비 등이 있는 경우에는 보다 응급한 상황으로 병원 응급실로 급히 가야 한다. 의사의 면밀한 관찰과 간단한 검사만으로도 원인을 밝히는 수가 많기 때문이다.

4. 예방과 치료

섬망을 예방하는 것이 섬망의 발생과 합병증을 줄이는 가장 효과적인 방법이다. 섬망은 여러 가지 원인으로부터 발생할 수 있기 때문에 섬망의 위험 요인을 줄이기 위해서는 다각적인 접근이 필요하다.

섬망의 치료는 일반적으로 지지적 치료가 중요하다. 섬망 환자는 자해 및 타해의 위험성이 있기 때문에 주의 깊게 감시해야 한다. 적절한 수액섭취가 중요하고, 가능하다면 환자가 많이 움직이도록 격려한다. 친구 및 가족과 같은 친숙한 사람들이 환자가 지남력을 유지하는 데 중하므로 환자가 지남력을 회복할 수 있도록 날짜나 주변상황에 대해 자주 알려준다. 간호 환경은 비교적 조용한 것이 좋으나 불필요한 자극이나 감각박탈 및 수면박탈을 피한다. 착각을 줄이기 위해 밤에는 방에 적당한 조명을 유지한다. 주 · 야간의 단서를 제공할 수 있는 창문이 있는 방이 환자의 지남력 유지에 도움이 된다.

섬망이 확인된 환자의 치료 및 관리를 위해서는 다음과 같은 네 가지 원칙을 지켜야 한다. 첫째, 섬망의 기저 원인을 찾아 이를 제거하거나 교정한다. 둘째, 행동조절이 유지되도록 한다. 이를 위해서 비약물학적 및 약물학적 방법을 동원한다. 셋째, 섬망으로 인하여 야기될 수 있는 합병증을 예견하고 이를 방지한다. 넷째, 원래의 기능을 되찾도록 한다. 이를 위해서는 가족을 교육하고 지지해야 한다. 조기 발견과 원인제거로 전문적인 정신과 의사의 개입 없이도 회복된다.

8 알코올 및 약물 남용

1. 노년기의 특성과 약물 남용

노인에서는 일반적으로 약물에 대한 민감성이 증가하고 낮은 용량에서도 약효의 지속 시간은 길어진다. 즉, 약물에 대한 내성은 떨어지는 반면, 약을 끊었을 때의 금단 증상은 오랫동안 지속된다. 또한 상대적으로 영양 상태가 나쁘고 신체적인 질병이 많다. 질병의 치료를 위하여 다수의 약물을 동시에 이용하는 경향이 높으며 이 자체가 약물 남용이 된다. 사회 및 가족 내 역할의 변화, 경제적 지위의 하락, 고용 불이익, 가까운 친지의 사망으로 인한 상실과 정서적 지지기반의 약화 등 노인의 심리사회적인 특성 역시 노년기에 처방약물이나 일반약을 부적절하게 남용하는 동기를 부여하게 된다.

2. 진단의 어려움

노년기 알코올 및 약물 남용을 진단하는 것은 일반 성인 연령층에 비해 어렵다. 그 이유를 좀더 구체적으로 살펴보면, 노인에게는 이미 다른 신체문제가 많고, 지각장애가 있어 병력을 알기 어렵다. 또한 알코올이나 약물 남용의 문제가 다른 내과 질환과 비슷하게 나타나거나 낙상, 혼란, 우울 등으로 다양하게 발현되어 다른 문제로 혼동되기 쉽다. 노인은 이미 은퇴하였거나 사회적 활동이 줄어들어 있기 때문에 문제가 있어도 잘 드러나지 않으며 노인 자신도 이런 문제를 부인하는 경향이 강하다. 알코올 및 약물 남용 및 의존이 우울증과 공존하게 되면 특히 자살의 위험성이 높아진다. 우울증이 이미 있는 경우 술은 증상을 더욱 악화시켜 잠재해 있던 우울증을 만연하게 만들 수도 있다.

3. 처방약물의 남용

노인이 되면 의사로부터 합법적으로 처방받은 약물도 많아지며 이로 인한 약물 남용이 흔하다. 처방약물 중에서는 자율신경안정제인 벤조디아제핀(발륨, 아티반 등)이 불면증, 불안, 통증에 공히 가장 흔하게 남용되고 있다. 벤조디아제핀의 남용은 낙상, 졸음, 운전 능력 저하 및 인지기능의 저하를 가져올 수 있으며 특히 작용시간이 긴 벤조디아제핀의 남용은 더욱 많은 문제를 일으킬 수 있다. 넘어질 확률이 높아져 대퇴골 골절 등으로 큰 고생을 하거나 불구가 되기도 한다. 벤조디아제핀 사용 중 강제로 약을 끊게 되면 금단 증상이 나타나는데 불안, 불면, 혼란, 지남력 저하, 환각 등이 발생한다. 남성보다는 여성, 사회적인 고립, 만성적인 신체질환 및 알코올 남용의 병력이 있는 경우에 처방약물 남용이 흔한 것으로 알려져 있다.

4. 일반 약물의 남용

노인들은 약국에서 처방전이 필요 없는 일반약을 남용하는 경우가 흔하다. 수면보조제, 변비약, 진통제가 흔히 남용되고, 한방성분의 안정제와 우황청심환은 우리나라에서 특징적으로 흔한 약물이라고 할 수 있다. 이미 의사로부터 처방받아 복용 중인 약물의 종류가 많은 상태에서 이런 종류의 일반약을 중복 사용하게 되면 이들 약물 간 상호작용의 위험성이 높다. 병원에서는 노인들이 따로 복용하는 일반약물을 잘 파악하기가 쉽지 않고 노인은 위험성을 잘 모르는 채 여러 가지 약물을 복용하는 경우가 많아 문제가 된다. 특히 알코올 사용 문제가 있는 노인에서 일반약물을 별다른 주의 없이 사용하는 경우에는 더 큰 문제가 발생할 수 있다.

5. 알코올 의존 및 남용

노인의 알코올 중독(사용) 장애는 젊은이에 비해 적다고 하나 최근 노년기 알코올 중독이 증가하는 경향을 보인다. 2000년도 서울대학교 병원 조사에 의하면 우리나라의 노인들 중 알코올 사용장애(중독 및 남용)의 평생유병률은 8.8%, 1년 유병률은 3.8%였다. 외국에 비해 우리나라에서 노인의 알코올 사용문제가 더 흔함을 알 수 있다. 노인의 알코올 문제는 젊은이에 비해 알코올 사용량이 두드러지지 않고, 알코올과 결부된 반사회적 행동이나 충동적인 행위가 상대적으로 적기 때문에 잘 드러나지 않는다. 알코올 문제가 있는 노인은 사고나 낙상, 자살, 위험한 운전의 가능성이 높아지고 따라서 사망률이 높다. 나이가 들수록 알코올에 대한 중추신경계의 감수성이 증가하며, 불량한 영양 상태와 신체질환 등으로 인해 같은 양의 알코올에 대해서도 중독성이 높아진다.

다음의 간단한 네 가지 질문을 스스로에게 해보는 것도 내가 알코올 문제가 있는지 없는지 알아보는 데 도움이 되며, 앞의 첫 글자를 따서 CAGE라고 부르는 질문으로 현재 가장 많이 사용되고 있다.

① Cut down: 당신은 음주를 좀 줄일 필요가 있다고 느꼈습니까?
② Annoyed: 당신은 자신의 음주 습관에 대해 남들의 비난을 받고 괴로웠던 적이 있습니까?

③ Guilty: 당신은 자신의 음주에 대해 죄책감을 느낀 적이 있습니까?

④ Eye-opener: 당신은 아침에 해장술을 해야 하는 적이 있습니까?

네 가지 질문에서 두 가지 이상 '예'로 대답한 경우 알코올 중독일 가능성이 매우 높다.

알코올 남용이나 의존과 관련된 정신장애에는 진전 섬망, 수면장애, 알코올성 건망증 및 알코올성 치매, 알코올 관련 기분장애 및 운동장애 등이 있다. 알코올성 치매를 진단하기 위해서는 일단 알코올 독성 제거를 한 후 충분한 영양 공급을 하고 인지기능을 여러 시점에서 평가하여야 한다. 최근에는 알코올 중독 노인에서 부작용이 적고 효과가 비교적 입증된 항갈망제의 사용으로 술에 대한 갈망을 줄이고 있다. 부정적인 감정을 다스릴 수 있도록 하며 사회적 관계를 재형성하도록 도와주는 정신사회적 치료도 매우 중요하다. 단주 프로그램은 젊은 환자들보다 좀더 개인적이고 지지적인 접근이 필요하며 과거의 실패나 문제점을 직면하는 식의 치료보다는 환자의 인생에 있어 긍정적인 측면을 강조하는 내용이 좋다. 단주 프로그램에 가족을 참여시키는 것이 중요함은 말할 것 없다.

조맹제(趙孟濟)

서울대학교 의과대학 학사
서울대학교 대학원 의학박사(정신과학)
미국국립정신보건연구소(NIMH) 전임연구원
UCLA 의대 노인정신과 방문 교수
보건복지부 중앙 정신보건사업자원 단장(역임)
서울대학교 의과대학 정신과 교수(현재)
한국정신사회재활협회 이사장(현재)
대한노인정신의학회 부이사장(현재)
저서: 『노인정신질환: 노인의학』, 『노인정신장애 역학: 노인정신의학』, 『한국노인의 정신건강실태와 건강증진』, 『한국인 치매환자의 행동 및 심리 증상의 횡문화적 특성』 등

제3기 인생 길라잡이 시리즈 3

아름다운 노후를 위한 정신건강

저자 조맹제
기획 최성재

2007년 9월 10일 초판 제1쇄 인쇄
2007년 9월 15일 초판 제1쇄 발행

발행인 이장무
발행처 서울대학교출판부
151-742 서울 관악구 신림동 산 56-1
판매과 02-889-4424, 02-880-7995
Fax 02-888-4148
E-mail snubook@snu.ac.kr
Home-page http://www.snupress.com

출판등록 제15-3호

ISBN 978-89-521-0861-6 14510
세트 978-89-521-0851-7

값 5,000 원

제3기 인생 길라잡이 시리즈

01 새로 시작하는 제3기 인생 최성재

02 우리 몸의 노화 박상철

03 아름다운 노후를 위한 정신건강 조맹제

04 장수를 위한 구강관리 고홍섭 외

05 제3기 인생, 디지털 날개를 달자 김성준

06 활기찬 노년을 위한 여가활동 김동진

<근간>

07 제3기 인생, 운동으로 지키는 건강 송욱 외

08 노년과 음식 이연숙

09 노년과 가족 그리고 이웃 한경혜

10 세월의 흐름과 기억력 변화 김정오

11 인생의 보람과 의미를 찾는 자서전 쓰기 한경혜

12 제3기 인생과 종교생활 윤이흠

13 아직도 늦지 않는 공부 윤희원

14 세월과 마음 민경환

15 봉사하는 제3기 인생 최성재

16 제3기 인생의 복지 최성재

17 제3기 인생의 신체 건강 (I) 김철호

18 제3기 인생의 신체 건강 (II) 김철호

19 제3기 인생의 경제와 재산관리 최현자

20 제3기 인생의 건강과 약물 서유헌